自律神経を整えたいなら上咽頭《じょういんとう》を鍛えなさい

脳の不調は鼻奥から治せ

堀田 修
(医師・医学博士)

世界文化社

その長引く不調、鼻奥の炎症が

頭痛や肩こり、異常に疲れる、寝つきが悪い――。

また、感情の起伏が激しい、ゆううつでやる気が出ない、人前に出るとドキドキして息苦しくなる――。

こうした原因不明の不調は、**自律神経の調節異常**によって引き起こされます。

頭痛

慢性的な頭痛に悩まされている。いつも目の奥が痛い
（三十五歳・会社員）

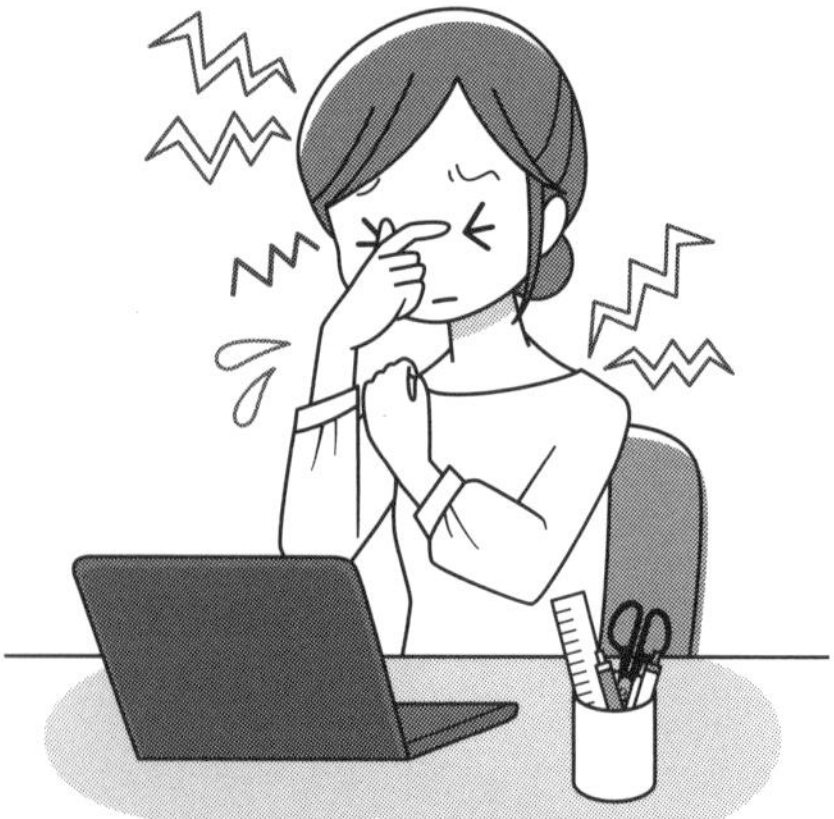

原因かもしれません！

慢性疲労

仕事から帰ると
異常に疲れていて
「疲れた」がログセです。
ベッドに倒れ込むように
横になることも
しばしばです。
家事も満足にできません
（四十二歳・パート）

肩こり・首こり

首と肩がガチガチにこっていて、
吐き気がするほどつらい。
生理前になると
さらに悪化します
（三十歳・ＯＬ）

声がれ

話し声がかすれていて、
のどが詰まったような
違和感に悩まされています
（十九歳・大学生）

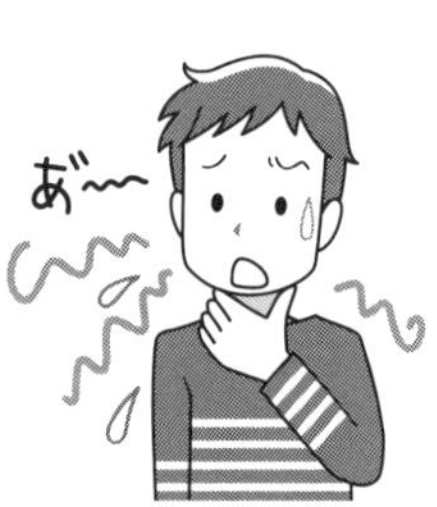

不眠・セキ

寝つきが悪く、睡眠不足。
乾いたセキもよく出ます
（三十九歳・主婦）

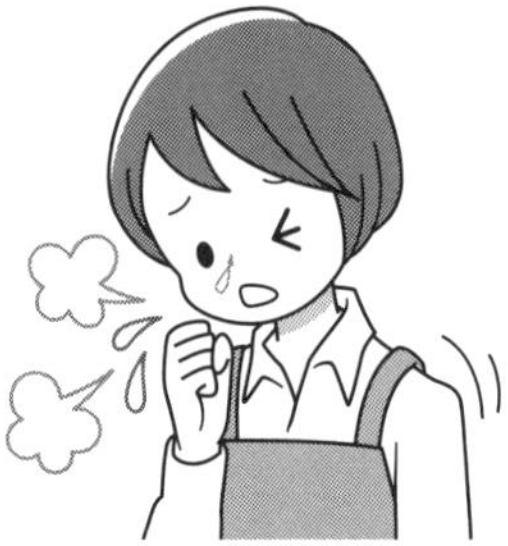

めまい

朝が弱く、
毎日スムーズに
起きられません。
午前中はとくに
調子が悪く、
フワフワしためまいも
よく起こります
（十六歳・高校生）

過敏性腸症候群

ふだんから下痢と
便秘をくり返しています。
重要なプレゼンの前になると
とくにひどくなります。
人前に出るとドキドキして
息苦しくなるため、
精神安定剤を飲んでいます
（二十七歳・会社員）

イライラ

怒りっぽいと家族から指摘されます。
確かにちょっとしたことでイライラして、
激昂《げっこう》したり、ひどく落ち込んだり、
感情の起伏が激しいとよくいわれます
（五十一歳・派遣社員）

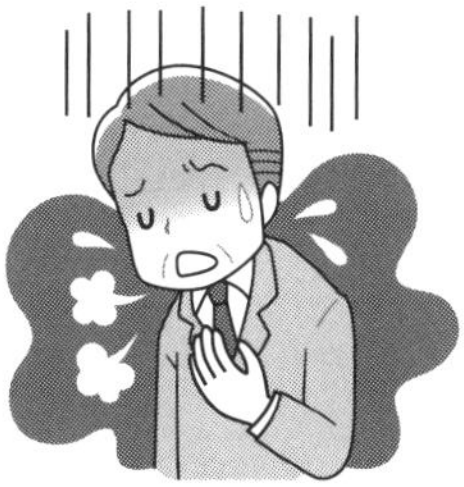

うつ

投薬治療を受けています。
いつもだるくてゆううつです
（四十歳・休職中）

パニック障害

いつ発作が起こるか
不安で、電車に
乗れません
（五十五歳・会社員）

検査をしても異常が認められず、多くの場合、不定愁訴や軽度のうつと診断され、抗うつ薬などが処方されますが、長期間薬を飲んでもなかなかスッキリせず、根本解決に至らないまま不快症状を抱えている人が少なくありません。

これらの不調に歯止めをかけて、改善する方法があります。
それが、「鼻の奥の炎症」を治すことです。

左ページの図を見てください。鼻の奥の「上咽頭《じょういんとう》」と呼ばれる部分は、気道の一部を構成しており、鼻から吸った空気は上咽頭で下方向へと向きを変えて中咽頭《ちゅういんとう》へと流れます。

上咽頭は、体内に取り入れられた空気の最初の通り道であるとともに、空気の流れの向きが変わる場所にあるため、空気中のウイルスや細菌がもっとも付着しやすく、慢性的に炎症を起こしやすい宿命にあるのです。

この上咽頭の炎症を治すと、自律神経の調節異常が劇的に改善していきます。

長引く不調は上咽頭の炎症が原因！

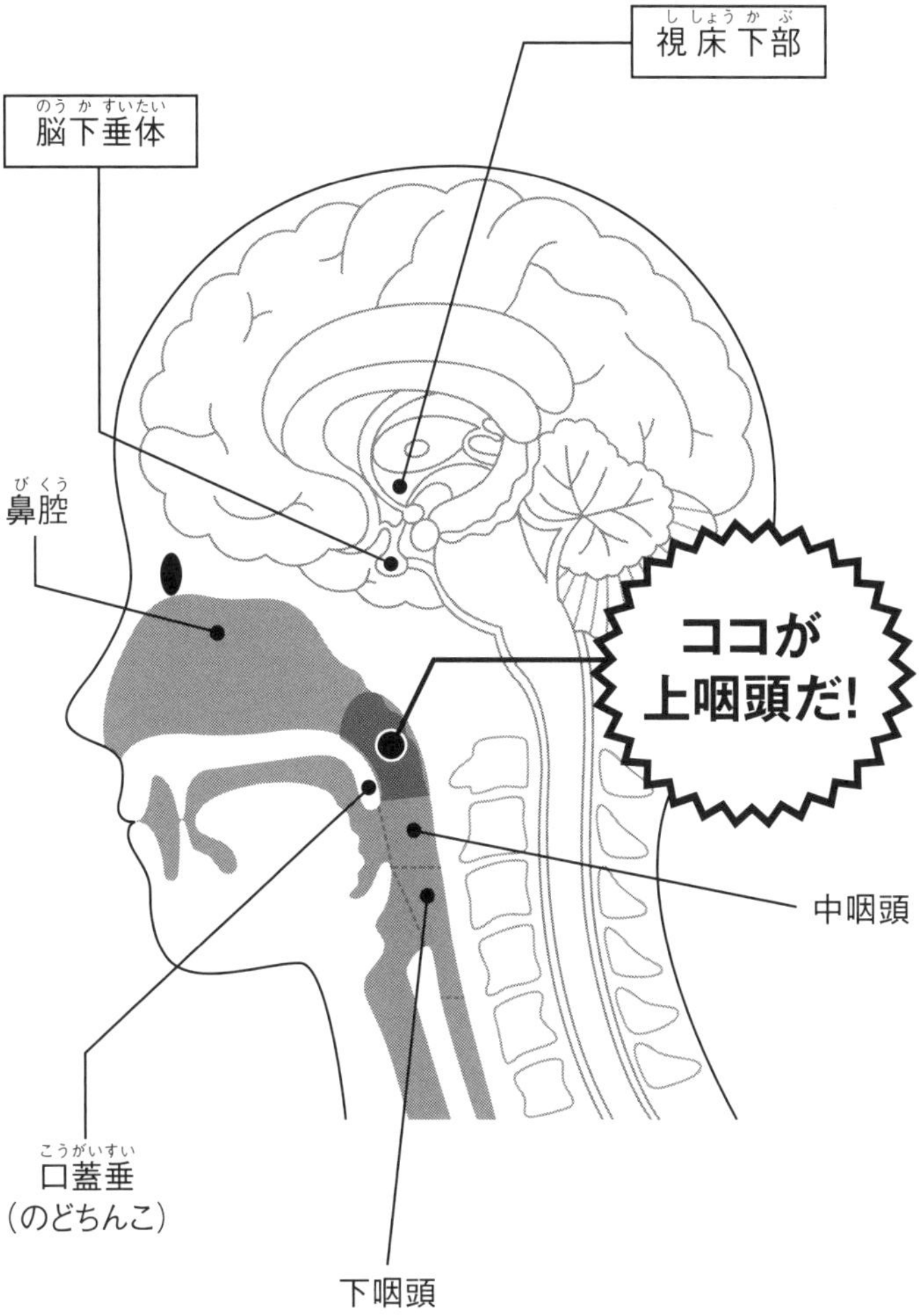

なぜ、上咽頭の炎症を治すと、自律神経の調節異常が改善するのでしょうか?

それは、上咽頭は、自律神経のうちの副交感神経の主体をなす迷走神経が広く分布しており、自律神経のコントロールに密接に関わっているからです。

迷走神経は運動神経と感覚神経からなり、臓器の筋肉の運動などを調節しています。上咽頭が常に強い炎症を起こしていると、炎症による刺激が迷走神経の感覚神経を介して脳に伝わり、自律神経の中枢、すなわち視床下部にまで影響を及ぼします。

視床下部は全身の内分泌系をコントロールしている脳下垂体に指令を出しますから、上咽頭が慢性的に炎症を起こし、自律神経の中枢に強い刺激を受け続けていると、過剰な自律神経の反応を引き起こし、全身の臓器にトラブルが引き起こされてしまうのです。

これは、上咽頭が、空気の通り道としては脳にもっとも近い場所に位置していることに関係しているためかもしれません。

また、上咽頭はストレスに弱く、強いストレスを受けるととたんに炎症が悪化します。

そして、上咽頭の炎症が常態化すると、自律神経のバランスがくずれ、さらにストレスに対して弱くなるという悪循環を起こすのです。

上咽頭にストレスを感知するレセプター（受容体）があるわけではないので、ストレスが直接上咽頭に影響を与えているのではなく、脳がストレスを感知した結果、上咽頭に影響を与えていると考えられます。

このように、脳と上咽頭とは、深く影響を与え合っていると考えられるのです。

したがって、上咽頭を炎症から守り、常に健康に保つことが、自律神経の乱れ、ひいては全身の臓器のトラブルを防ぐことにつながるのです。

「慢性上咽頭炎」が疑われる三つのポイント

上咽頭の炎症、すなわち慢性上咽頭炎がある可能性は、次の三つのポイントで確認できます。すべてあてはまると、慢性上咽頭炎が疑われます。

POINT.1

耳の下を押すと固い。痛む

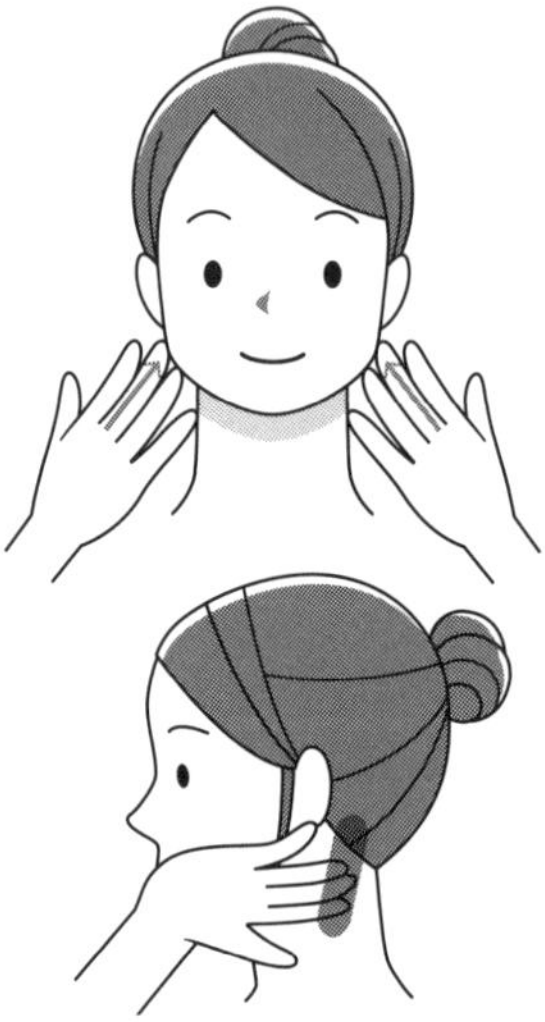

図で示した部分（首すじあたり）を中指で押すと、痛みがあったり、筋肉の強いハリを感じたりする

↓

慢性上咽頭炎の疑い

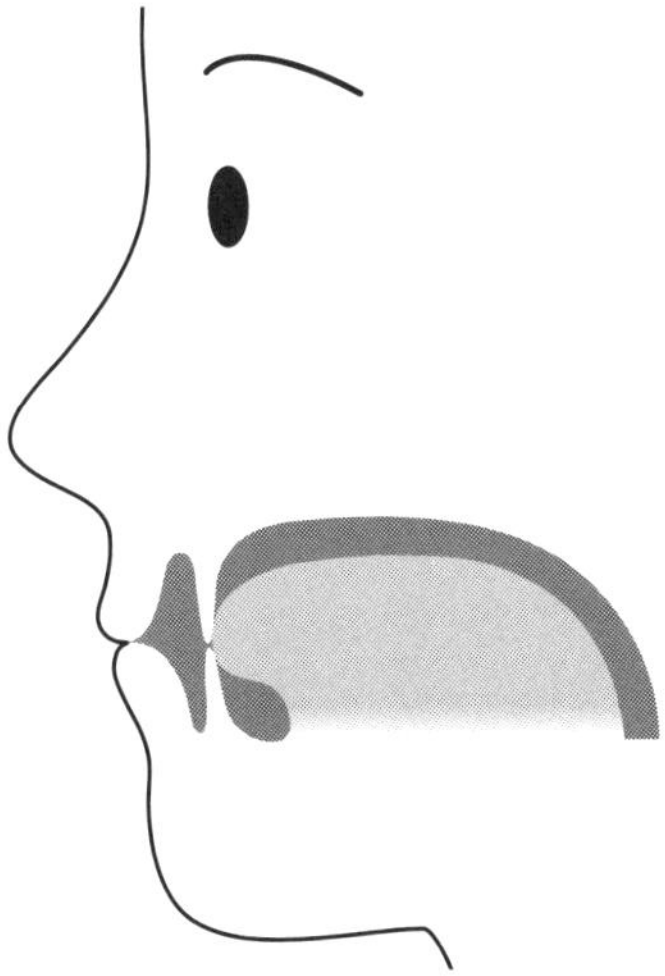

POINT.2

口呼吸である

自然に口を閉じたとき、舌の先が上あごにくっつかず、歯の裏側につく

↓

慢性上咽頭炎の疑い

POINT.3

後鼻漏《こうびろう》がある

鼻水が鼻ではなく、のどから流れ落ちてへばりつくような感覚がある（→ P.46）。

↓

慢性上咽頭炎の疑い

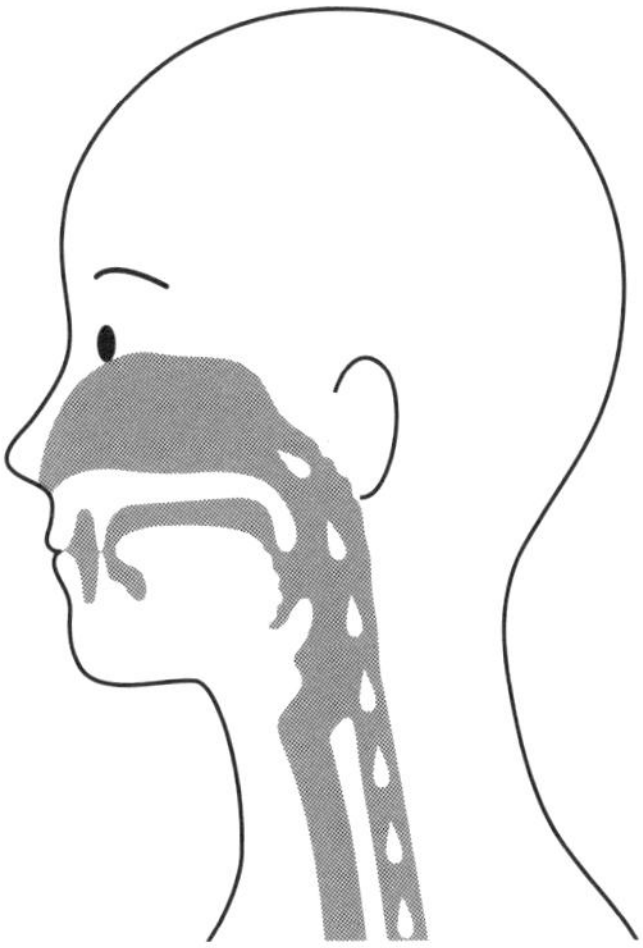

はじめに

その長引く不調、鼻奥の炎症が原因かもしれません！

私は耳鼻咽喉科医ではなく、内科医、中でも腎臓内科を専門としています。

そんな私が「カゼをきっかけに腎炎が悪化する原因」を探している途中で、原因不明の慢性疲労、めまい、のどの違和感、頭痛などのさまざま体調不良に「慢性上咽頭炎《まんせいじょういんとうえん》」が関連していて、それを治す「上咽頭擦過療法《さっかりょうほう》（Bスポット療法）」という治療法があることを知ったのは医師になって二十三年目の二〇〇五年のことでした。

この慢性上咽頭炎という概念にたどり着くまでにこれほどの時間がかかった理由は、医学部の学生時代を含めてそれまでに「慢性上咽頭炎」や「上咽頭擦過療法」について学ぶ機会がなかったからです。

おそらく、現在でも九割以上の医師は「慢性上咽頭炎」の概念を知りません。

なぜならば、現在の医学書に「慢性上咽頭炎」の記載がないからです。

現在、私の外来には、腎臓病がなくても慢性上咽頭炎の治療を受けに、毎日一〇〇人を超す患者さんが日本中から来院されます。

とくに、のどの違和感や後鼻漏《こうびろう》(鼻水が鼻からではなく、のどを流れて落ちてくる症状)などで苦しんでいる患者さんは、すでに地元の耳鼻咽喉科を何軒も回ってから私の外来を訪れているのです。

「地元の耳鼻科の先生に『私の症状は慢性上咽頭炎ではないでしょうか』と問うと、『違います、そんな病気はありません』と怒られました」

「上咽頭をカメラで見てもらいましたが、病院では異常なしといわれました。『気にしすぎです』『心療内科か精神科を受診してください』といって取り合ってくれません」

当院を受診する患者さんの多くがこうした経験の持ち主です。そして、このような患者さんのほとんどに、〇・五%に希釈した塩化亜鉛溶液をしみ込ませた綿棒を用いて上咽頭を擦過すると強い出血が認められます。

症状により時間がかかることもありますが、この上咽頭を擦過する治療を続けると自覚症状は徐々に(症状によっては治療直後、劇的に)改善していくのです。

つまり「慢性上咽頭炎」という病態が現実に存在し、それが体調不良の原因になっていることは、まぎれもない事実なのです。

上咽頭を扱う診療科は、本来であれば耳鼻咽喉科です。

ところが、慢性上咽頭炎に関連する症状はのどの違和感や後鼻漏、鼻詰まり、めまい、声がれなど耳鼻咽喉科が扱うものはありますが、それだけではありません（↓P.15）。

セキぜんそくや過換気症候群など呼吸器科に関連するもの、胃のもたれや下痢など消化器科に関連するもの、掌蹠膿疱症《しょうせきのうほうしょう》や乾癬《かんせん》、じんましんなど皮膚科に関連するもの、顎関節《がくかんせつ》の痛みや歯痛など歯科に関連するもの、さらには慢性疲労症候群、起立性調節障害、羞明《しゅうめい》（強い光を受けたときに不快感や目の痛みが生じること）、化学物質過敏症など、どこを受診すればよいかわからないものまで多岐にわたります。

耳鼻咽喉科医の中でさえ認知度がまだまだ低い「慢性上咽頭炎」ですが、それでもここ一〇年たらずの間で関心を持つ医師や患者さんが少しずつですが増えてきました。

そして、日本の耳鼻咽喉科関連の学会でも「慢性上咽頭炎」がしばしば取り上げられるようになってきました。

上咽頭の炎症を治すと改善が期待できる症状

上咽頭の炎症が関連する局所症状	
□セキぜんそく	□後鼻漏
□のど痛	□のどの違和感
□頭痛	□耳詰まり
□鼻詰まり	□慢性的なタン
□肩こり	□首こり

神経内分泌系の病気	
□めまい	□不眠症
□起立性調節障害	□慢性疲労症候群
□過敏性腸症候群	□機能性ディスペプシア
□脱力	□過換気症候群
□羞明	□無気力
□うつ	□認知機能障害
□生理不順	□線維筋痛症
□不随意運動	□むずむず脚症候群

自己免疫系の病気	
□ IgA腎症	□ネフローゼ症候群
□掌蹠膿疱症	□乾癬
□アトピー性皮膚炎	□慢性じんましん
□反応性関節炎	□関節リウマチ
□炎症性腸疾患	

慢性上咽頭炎の治療である日本オリジナルの上咽頭擦過療法は長い間、「Bスポット療法」（この方法を開発した堀口申作博士が一般向けの本を出した際に、出版社の発案で読者の方が覚えやすいように命名されたそうです。Bはビインクウ（鼻咽腔）の頭文字です）と呼ばれてきました。

しかし、最近では、まだ慢性上咽頭炎の概念のない海外からの問い合わせも少なからず来るようになりました。

そこで、現在では上咽頭擦過療法の英語訳である「Epipharyngeal Abrasive Therapy」を略してEAT《イート》という表現が学会等では用いられるようになっており、本書でもEATという表現を使っています。

上咽頭の炎症が、自律神経失調症、うつ、慢性疲労症候群を引き起こす

さて、本書では、耳鼻咽喉科領域で実践されているのどの治療法が、実は自律神経失調症やうつなど、脳の機能障害からくる病気にも応用できるのではないかということをメインテーマにしています。

先の見えないストレス社会を反映してか、「自律神経失調症」や「うつ」「慢性疲労症候

群」「頭痛」などに苦しむ患者さんは増える一方です。こうした病気に対し、鼻の奥にある免疫系の要である「上咽頭」を治療する方法が「新しい治療法」として大いに期待できるのです。

これらの病気は、一般的に、それぞれ根本的に原因が異なる病気と考えられており、扱う診療科も精神科、心療内科、脳神経内科、一般内科などさまざまです。しかし、これらの病気には脳の機能障害という共通点があります。そして、これまで治療は①症状を取り除くための薬物療法と、②好ましくない考え方や生活習慣などを修正する精神療法（心理療法、行動療法）の二つにほぼ限られていました。

本書で紹介するのは「うつ」「自律神経失調症」「慢性疲労症候群」の患者さんに高頻度で起こっている「慢性上咽頭炎」に対する「ＥＡＴ」といういわば「新しい第三の治療法」です。

つまり、「〝脳〟の病気を〝のど〟の治療で治す」というわけです。

このようにいうと、トンデモ医療を発想させ、いかがわしく聞こえるかもしれませんが、そうではないことは読み進めていくうちにご理解いただけると思います。

前述したＥＡＴで改善が期待できる症状（→Ｐ．15）は、耳鼻咽喉科領域だけでなく、心療内科、脳神経内科、一般内科などが担当する領域です。

ところが、臨床の場で慢性上咽頭炎を疑ったり、ＥＡＴが考慮されたりすることは、いまのところ皆無に等しく、残念ながらこの先も、耳鼻咽喉科以外の医師がＥＡＴの価値を認めるまでにかなりの時間がかかりそうです。

しかし、この治療法で救われるつらい体調不良のある患者さんが大勢いらっしゃるのが現実です。そこで今回、このような、どこの診療科にいってもなかなか改善しない症状に焦点を当てた本を作ることにしました。

上咽頭を鍛えると、自律神経のアンバランスが瞬時に整う

「うつ」「慢性疲労症候群」「自律神経失調症」は脳の機能障害から来る症状を、医学者が自分たちの得意とする「専門家」いうメガネをかけて解釈・表現して分類しているにすぎません。それゆえ、この領域の疾患の呼称や分類はその時代における医学界の流行りの解釈を反映して時代と共に変わってきます。

そしてもう一つ、医学者には「共通点より違いに注目する」クセがあるので病気の名称は症状の違いをもとに細分化していくという傾向があります。

医学界には「細分化することによって、より緻密で患者個々の病態に即した有効な治療法の選択にたどり着く」という一見もっともらしい不思議な思い込みがあります。

ちなみに、自律神経である交感神経と副交感神経のバランスが乱れた〝自律神経失調〟という病態は現実に存在するわけですが、「自律神経失調症」という病名は正式に医学的には認められておらず、現在では、患者さんの症状の特徴に応じて「身体表現性障害」「不安障害」などの病名が用いられています。

違いに焦点を当てた細分化は学問的には重要かもしれませんが、治療という視点からは共通点に注目することも必要です。

本書では、これまであまり注目されることがなかった、鼻の奥ののどの異常である「慢性上咽頭炎」とそれに深い関係がある脳の機能障害にスポットを当てています。

いろいろな医療機関を受診したけれど、「異常なし」「気のせい」などと取り合ってもらえなかった長年の原因不明の不調が、実は上咽頭に原因が隠されているのかもしれません。

「上咽頭」が免疫系や自律神経系の要所であることや、「慢性上咽頭炎」という考え方は、一般的にはほとんど知られていない日本オリジナルの概念です。しかし、これまで目を向けられてこなかった「上咽頭」に焦点を当て、きちんとケア・強化することで体調不良が大いに改善されることが期待できます。本書では、その理論と改善するための方法を解き明かしていきます。

上咽頭は、鼻から吸い込んだ空気が最初に通る関所であり、健康維持に重要な働きをする自律神経系や免疫系とも深い関係を持つ健康の土台を作る重要な場所です。この土台が傾くと、さまざまな不快症状や病気を引き起こしやすくなるのです。

つまり、上咽頭を常に健康に保ち、炎症を起こさないようにケアをすることが、免疫力の高い、ストレスに強い健康な体を作ることにつながるのです。

みなさまの健康のため、ぜひ本書をお役立てください。

二〇二〇年　三月吉日

堀田　修

目次

第二章 薬に頼らず脳の不調を治す上咽頭擦過療法（EAT）

第三章 自分でできる！ 上咽頭の鍛え方

第五章 EATで不調が治った！ 症例報告

第一章

上咽頭を鍛えると、不調は治る

上咽頭を治療するとうつが劇的に改善

カゼがきっかけで起こったつらい不調

重度の頭痛や肩こり、うつ症状が上咽頭擦過療法で改善した顕著な例を紹介します。

Aさん（三十代・女性）は旅行会社に勤務している会社員です。残業のあるハードな仕事でしたが、カゼや体調不良で欠勤することはほとんどなく、真面目な頑張り屋で、てきぱきと仕事をこなし、周りからも厚い信頼を集めていました。

ところが、三年ほど前、カゼをこじらせたことをきっかけに、突然、ひどい疲労感を感じるようになりました。帰宅後はとくに疲れがひどく、朝も強い倦怠感で起きられなくなり、遅刻が常態化するようになりました。肩や首はガチガチにこっていて、ひどい頭痛で目の奥が痛く、体調不良で何をするのにも気力が湧きません。夜はなかなか寝つけず、睡眠不足を感じるようになりました。あまりのつらさに近所の精神科クリニックを受診したところ、「うつ」との診断が下り、抗うつ薬と睡眠導入剤が処方されたのです。

薬を服用すると不眠は少し改善しましたが、残念ながらうつ症状にはあまり変化がなく、効果を実感できないまま、薬の種類や量が次第に増えていきました。症状が改善しない薬を漫然と長期間飲むことによるリスクも心配になったといいます。

遅刻や欠勤が続き、とうとう半年後に退職を余儀なくされました。

後鼻漏《こうびろう》でいつも気分が晴れない

うつ症状を自覚する半年くらい前から、Aさんにはもう一つ気になる症状がありました。それはのどの奥にタンがへばりついたような感覚です。鼻水が鼻からではなく、のどを流れるように落ちてくる違和感に四六時中とらわれて離れません。

ストレスに感じるほどの違和感だったため、耳鼻咽喉科を受診しましたが、医師の診断は「異常なし」。しかし本人は納得がいかず、その後も総合病院の耳鼻咽喉科や大学病院を受診してＭＲＩなどの検査も受けましたが結局原因はわからず、「気のせい」と片付けられ、最終的に原因は「うつ」の症状といわれ、取り合ってもらえませんでした。

そんな折、私の著書を見て自分の症状が「上咽頭」に原因があるのではないかと思い至り、私の外来を受診したのです。初診時のAさんの目はうつろで、無意識に開いた口の両側の口角は下がり、表情は暗く覇気がなく、疲労感を漂わせていました。話を聞くと、頭痛や肩こり、気分の落ち込みのほか、のどの違和感や慢性的な疲労感に加え、視界に霧がかかったような感じ、頭がモヤモヤした感じ、フワフワとしためまい、集中力の低下（ブレインフォグ）、朝方に出るタン、下痢と便秘をくり返す胃腸障害など、自律神経調節障害とみられるさまざまな不調を訴えました。

ここまでの問診で、Aさんに激しい慢性上咽頭炎があることは容易に予想されました。早速、診察台にあお向けになって寝てもらい、「痛いですよ」と前置きして、まずは左の鼻から、そして次は右の鼻から〇・五％濃度の塩化亜鉛溶液をしみ込ませた鼻綿棒を挿入し、ツンツンと上咽頭の壁を左右からそれぞれ二〇回ほど擦過《さっか》しました。鼻から綿棒を引き抜くと綿棒には血液がべっとりと付着し、激しい慢性上咽頭炎があることはこの時点で明らかになりました。

うつや不快症状の原因をやっと突き止めた！

次にAさんは、より効果のある咽頭捲綿子《いんとうけんめんし》を用いて口から行う処置を希望されました。

鼻からの綿棒処置よりも強い痛みを伴いますが、私は口からの処置もしっかりと行いました。咽頭捲綿子の先端に巻いた綿にも血液がべっとりと付着し、鼻からも口からも出血が認められました。Aさんは処置に伴う痛みと口と鼻からの出血で、処置を受けてしばらくの間は呆然としていましたが、間もなく涙を流したのです。

これは、涙が出るほどのつらい痛みからではありません。はじめて上咽頭擦過療法を受けた患者さんは治療直後にしばしば涙を流します。子どもの場合は痛いから泣くわけですが、大人の場合は事情が違うことがあるようです。つまり、それは「嬉し泣き」なのです。これまで複数の医療機関を回っても医師からはまともに取り合ってもらえず、「異常なし」「気にしすぎ」と、にべもなく片付けられ、長年にわたり自分を苦しめ続けてきた不快な症状の原因がようやくわかったことによる嬉し泣きなのです。

処置後三分ほどで鼻と口からの出血は治まりました。

そして泣きやんだAさんは自らの体の変調に気づきました。「先生、視界がスッキリして、物が前よりハッキリ見えます」「あれっ？　首がグルグル左右にラクに回るようになりました。痛みもありません！」。

確かに痛みを伴う治療ではありましたが、効果は瞬時に現れたのです。

快方へ向かう希望の光を見出して、Aさんは晴れやかな表情で診療室を後にしました。

一週間後、Aさんは再び私の診療室を訪れました。前回、治療後の血タンやヒリヒリとした痛みや大量の鼻水は翌朝まで続いたとのことでしたが、その後の三日間は頭のモヤモヤが消えて何年も感じたことのない、体調は絶好調の気分で生活できたといいます。ところが四日目からまた症状がぶり返してしまったとのことでした。

二回目の上咽頭擦過療法もやはりかなりの出血を伴い、鼻と口からの出血が三分ほど続きましたが、痛みは初回にくらべて格段に軽く感じたといいます。

その後、週一回受診し、三回目以降には回数を重ねるたびにAさんの体調はみるみる改善し、表情が明るくなっていったのです。そして一〇回目にはかすかな出血は見られましたが、治療時の痛みもほとんどなく、のどの違和感もすっかり消えていました。

驚いたことに「うつ」「慢性的な疲労感」とめまいや胃腸障害などの「自律神経調節障害」がどんどん改善し、三カ月後には「うつ」の薬が不要となるまでに症状が軽快したのです。

そして、治療開始四カ月後には睡眠導入剤を卒業するまでに至ったのです。「のどの違和感」を治したくて受診したのに、思いがけず「うつ」や「慢性的な疲労感」、「自律神経調節障害」も改善しました。不思議な話ですが、これは偶然ではないのです。

上咽頭を治療すると不快症状がスッキリ！

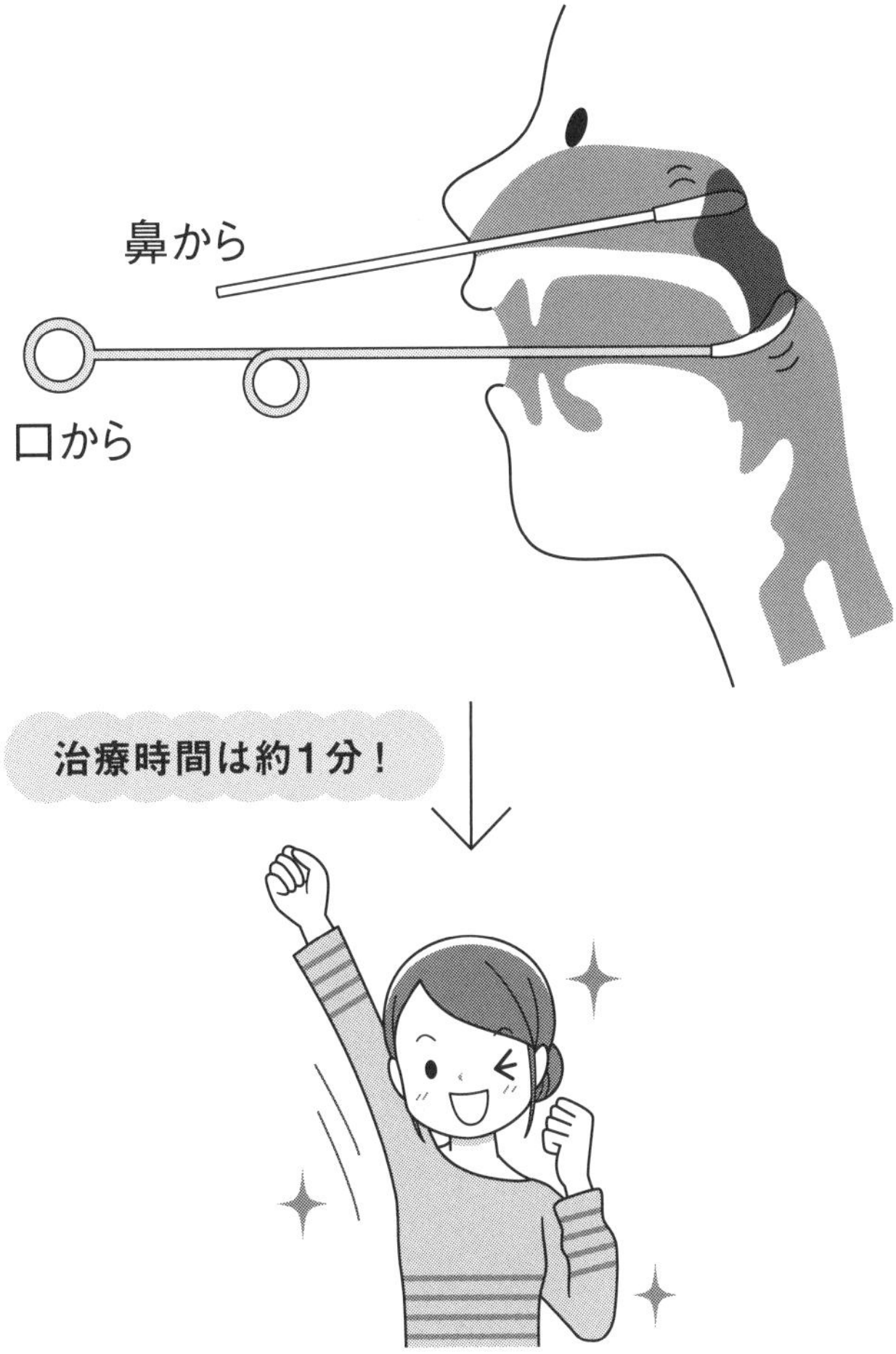

上咽頭の炎症はこんなに怖い！

上咽頭は外敵から体を守る強力な免疫装置

上咽頭とは、口蓋垂《こうがいすい》（のどちんこ）の後ろ上方にあり、呼吸によって左右の鼻から入った空気が合流し、流れを変える場所です。

鼻から吸い込んだ空気は、上咽頭、中咽頭、下咽頭（＝咽頭）、喉頭をへて気管から気管支、肺へと送られます。

上咽頭は、鼻から吸い込んだほこりや細菌、ウイルスなどの異物と体の免疫システムとの最初の接触地点ともいえます。

上咽頭は空気が滞りやすく、常にじめじめと湿っていて、細菌やウイルスに感染しやすい場所である一方、取り入れた空気を加温・加湿・浄化する作用を持っています。

鼻から吸い込んだ空気がどんなに冷たく乾いていても、上咽頭を通過するときには三一度から三四度に調整され、気管に達するときにはほぼ体温近くの三六度に加温されています。合わせて湿度も調整されており、上咽頭で八〇～八五％の湿度を保っているのです。

咽頭のうち、中咽頭と下咽頭は、食物の通り道でもあるため、表面は丈夫な扁平上皮《へんぺいじょうひ》で覆われ、口から入る食物の物理的な刺激から生体を保護しています。

一方、上咽頭は空気専用の通り道ですから、細い毛の生えた繊毛《せんもう》上皮で表面が覆われています。繊毛上皮の間には多くのリンパ球（白血球の一種でウイルスなどを攻撃する）が存在し、外界と直接接し、見張り役をしています。**リンパ球は空気中の細菌やウイルス、ほこりや花粉、黄砂や、ＰＭ２・５などの汚染物質を排除して体を守る役割をしているのです。**

この繊毛上皮の表面からは絶え間なく粘液が分泌されており、ほこりや細菌などの外界からの異物を押し流し、タンとして排出しています。このように、空気に対して鉄壁の守りをしているのが、上咽頭。**異物から体を守る強力な免疫装置といえるのです。**

逆にいうと、**上咽頭は常に戦場であり、健康な人でも炎症が起こりやすい宿命にあります。**カゼのウイルスに感染したり、ストレスが継続してかかったりすると、炎症が慢性化してさまざまなトラブルを招きます。

上咽頭は
外界から体を守る免疫装置の要！

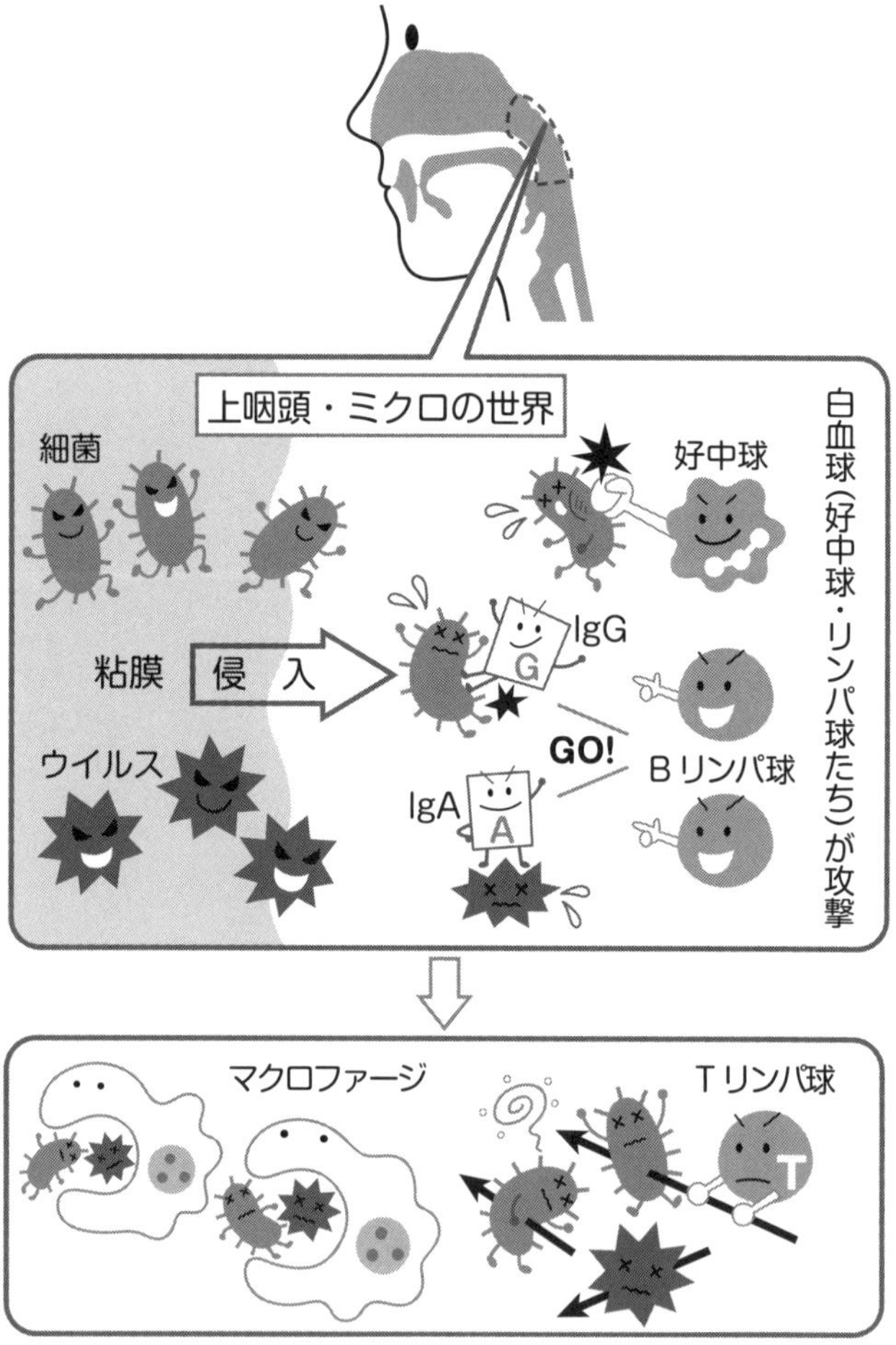

カゼをこじらせると炎症が慢性化する

上咽頭の炎症は、急性と慢性とに分けられます。

カゼをひくことで生じる急性上咽頭炎は、上咽頭に細菌やウイルスが付着し、上咽頭細《さい》菌叢《きんそう》という病原微生物の集団ができることで起こります。これにより、のどの痛みや鼻水、セキ、中耳炎や急性副鼻腔炎などを発症します。

急性上咽頭炎が起こると、私たちに備わった免疫システムが作動し、侵入した細菌やウイルスを退治してくれますから、免疫力が高ければすぐに治りますし、抗菌剤や消炎剤が効き目を発揮します。

一方、この場所で慢性的な炎症が起こるのが、慢性上咽頭炎です。**慢性の上咽頭炎は、こうした薬が効かない厄介な炎症です。**

また、ストレスや過労で免疫力が下がっている状態でカゼをひくと、カゼはなかなか治らず、カゼが治らないことによって上咽頭の炎症が慢性化し、さまざまな不調を引き起こします。いわば、急性上咽頭炎が慢性化した状態で、寒冷やストレス、寝不足、疲れなどで、カゼが完全に治る前にこじらせてしまうと、**本来なら鎮まるはずの、免疫システムの**

活性化が持続し、炎症が慢性化してしまうのです。これは、常に臨戦態勢である上咽頭の

しくみによるものです。

上咽頭の繊毛上皮は免疫装置の最前線として常に活性化しており、何らかのきっかけですぐに戦闘準備状態から戦闘態勢へと移れる状態、つまり、マクロファージ（体内に侵入した異物を捕食して消化し、排除する役割を果たす細胞）や好中球（白血球の約六割を構成する細菌の処理を行う細胞）などに指令を出せる状態へと移行できるようになっているからなのです。

上咽頭では、いったんウイルスなどの異物が上皮に付着したことがわかると、体内の免疫システムがいち早く作動します。生体を防御する働きを担う白血球のうち、マクロファージや好中球などが活性化し、有害な微生物への攻撃をはじめます。

そして、リンパ球の仲間へとこの情報が伝わり、異物への総攻撃が行われ、これにより、発熱や腫れ、痛みなどの炎症が引き起こされるのです。

ところが困ったことに、慢性上咽頭炎によって免疫細胞が過剰に活性化し続けることで免疫システムに誤作動が生じ、最終的には何も問題のない自分自身の細胞をも攻撃しはじめ、自己免疫疾患と呼ばれる難治性の病気を引き起こすようになることもあるのです。

上咽頭は異物や気圧の変化、ストレスに弱い

上咽頭の炎症を悪化させるきっかけは、カゼやインフルエンザなど、細菌やウイルスの侵入だけでなく、ストレスや寒冷、ほこりなどのほんの小さなことも引き金となります。上咽頭の慢性炎症が悪化することで免疫システムや自律神経システムに狂いが生じ、それが最終的にさまざまな体調不良を招くのです。

カゼ以外の上咽頭炎の慢性化をもたらす原因として、次のようなものがあげられます。

・花粉や粉塵《ふんじん》、黄砂、タバコの煙

花粉や大気中のほこり、黄砂やタバコの煙なども、上咽頭のリンパ球を刺激して慢性化の引き金となります。ふだんから鼻呼吸を心がけるとともに、必要なときはマスクなどで異物を遠ざけ、キレイな空気を吸うようにしましょう。禁煙は必須で、他人の副流煙を吸い込まないように注意してください。

・低気圧による気象の影響

台風や低気圧が近づくと、**頭痛や肩こり、だるさやめまいなどの体調不良を引き起こす原因不明の「気象病」も、実は慢性上咽頭炎が関連していると私は考えています。**気圧の

変化は、静脈やリンパ管に大きな影響を与えます。

気圧が下がると、静脈壁やリンパ管への外圧が低下し、その結果、体の静脈やリンパ管が拡張し、上咽頭のうっ血を招くとともにリンパの流れをも阻害し、上咽頭のリンパの通過障害が起こると考えられます。鼻咽頭のリンパ管は、脳から排出された老廃物（脳のゴミ）の通り道として重要ですが、その流れが滞ってしまうのです。

冬の寒さからくる冷えはもちろん、夏場の冷房による冷えも、同様に慢性上咽頭炎を悪化させます。

・ストレスによる影響
ハードワークで疲れがたまり、体調不良を感じているのに休めないときは、いともたやすく慢性上咽頭炎が悪化して病的な炎症へと変化してしまいます。ストレスが慢性上咽頭炎の悪化を招く典型的な症状が、ストレス咳嗽《がいそう》といわれる乾いたセキです。

・その他（ある種のワクチン）
ある種のワクチン（子宮頸がんワクチンなど）の影響も慢性上咽頭炎の悪化を引き起こす原因と考えられます。ワクチンには、アジュバントと呼ばれる免疫の働きを助けるアルミニウム塩などの補助的な物質が含まれており、こうした物質が免疫を活性化することにより、上咽頭炎の重症化を招くことがあるようです。

これは重要なことだと思いますが（くわしくは後述）、これまでに、子宮頸がんワクチン接種後にその副反応が疑われる全身倦怠感、頭痛、めまい、睡眠障害などを訴えて私たちのクリニックを受診した一〇一名（二〇一九年末時点）の患者さんたちには、一人の例外もなく、激しい慢性上咽頭炎が認められました。

このように、私たちの免疫システムは、外敵を攻撃するだけでなく、自律神経の乱れや老化など、体内で起こるさまざまなトラブルにも働くように作られているため、病的な炎症によって免疫システムが活性化されると、サイトカインなどの炎症物質が血液にのって全身をめぐり、体中へとばらまかれてしまいます。

これが原因となり、最初の病巣（病巣炎症）から離れた場所に新たな炎症をもたらし、さまざまな不調や病気を引き起こします。

したがって、**ちょっとやそっとでは炎症が悪化しないように上咽頭を強化することが、ストレスに強い体を作ることにつながるといえるのです。**

上咽頭の炎症はココでわかる！【チェックテスト】

あなたは大丈夫？　その場でわかる三つのポイント

巻頭の三つのポイント（↓P．10）にあてはまると、上咽頭の炎症が疑われます。

【胸鎖乳突筋《きょうさにゅうとっきん》の痛み】

両耳の下から鎖骨にのびる胸鎖乳突筋の付近を両手の中指でやや力を入れて押してみてください。ここが痛むと、上咽頭炎である可能性があります。

上咽頭に炎症があると、耳の後ろあたりを触ると痛みや筋肉の強いハリを感じます。炎症がひどい場合、押さなくても痛みやこりを感じることがあります。これは、上咽頭と耳の後ろあたりは同じ高さに位置しており、上咽頭の炎症反応が付近にある柔らかい皮膚組織へと伝わるため、押したときに痛みや筋肉の緊張が生じると考えられるからです。

首すじの痛みやハリで上咽頭の炎症がわかる

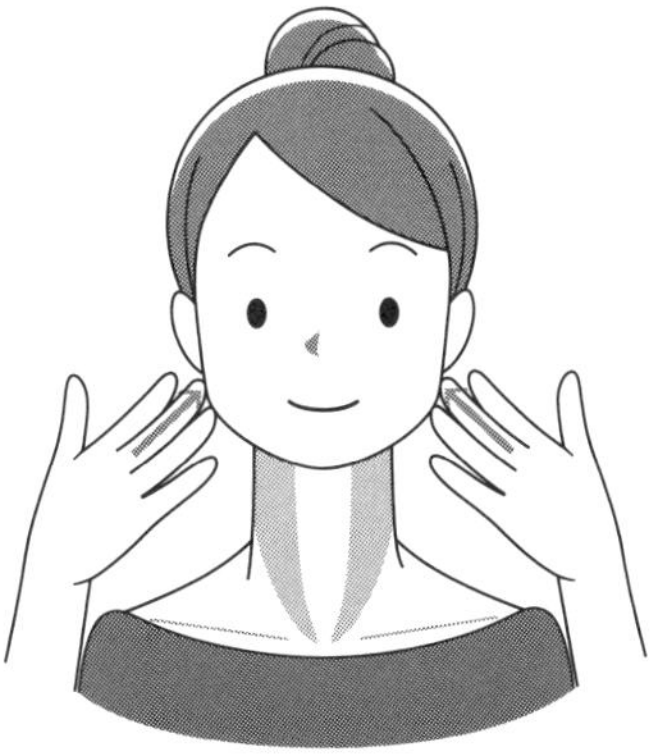

両耳の下から鎖骨にかけての筋肉を
両手の中指でプッシュ

胸鎖乳突筋はココ！

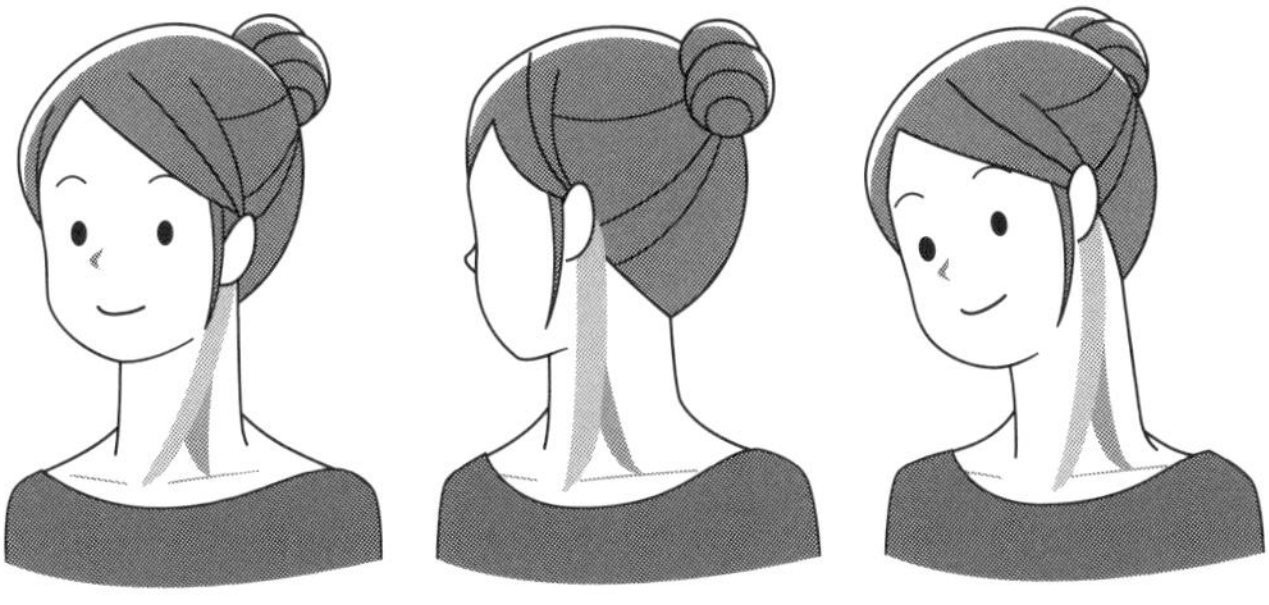

首を左右に回したときに浮き出る首すじの
筋肉でチェック！

【口呼吸】

口呼吸が習慣になっていると、上咽頭の慢性的な炎症を招きやすくなります。

鼻でなく口から入る空気は鼻から入る空気と異なり、乾燥しているばかりか、鼻毛や繊《せん》毛《もう》による浄化作用を受けていないため、ウイルスや細菌、花粉などの刺激物質の侵入が容易になりますから、カゼをひきやすくなったり、アレルギー症状を引き起こしたりします。このとき、ダイレクトに中咽頭から下咽頭、気管支、肺へと空気が流れ、一部が上咽頭へと流れ込むため、上咽頭の炎症をもたらすのです。

また、口呼吸だと口の中が乾いて口の中の細菌叢がくずれ、口臭などをもたらします。口呼吸かどうかは、自然に口を閉じたときの舌の位置で簡単にわかります。舌の先が上あごについているのが正常ですが、舌の位置が下の前歯の裏側にあると、口呼吸が疑われます。

口呼吸の習慣がある人は、口の周りの唇を閉じる筋肉の力が低下しており、舌の先の位置が低く、舌根《ぜっこん》が後方に下がっているという特徴があります。

ふだんから舌の先を上あごにつけることを心がけ、鼻で呼吸するように注意しましょう。

そのほか、次ページにあるような項目にあてはまると、口呼吸である可能性があります。

口呼吸が
上咽頭の炎症を招く！

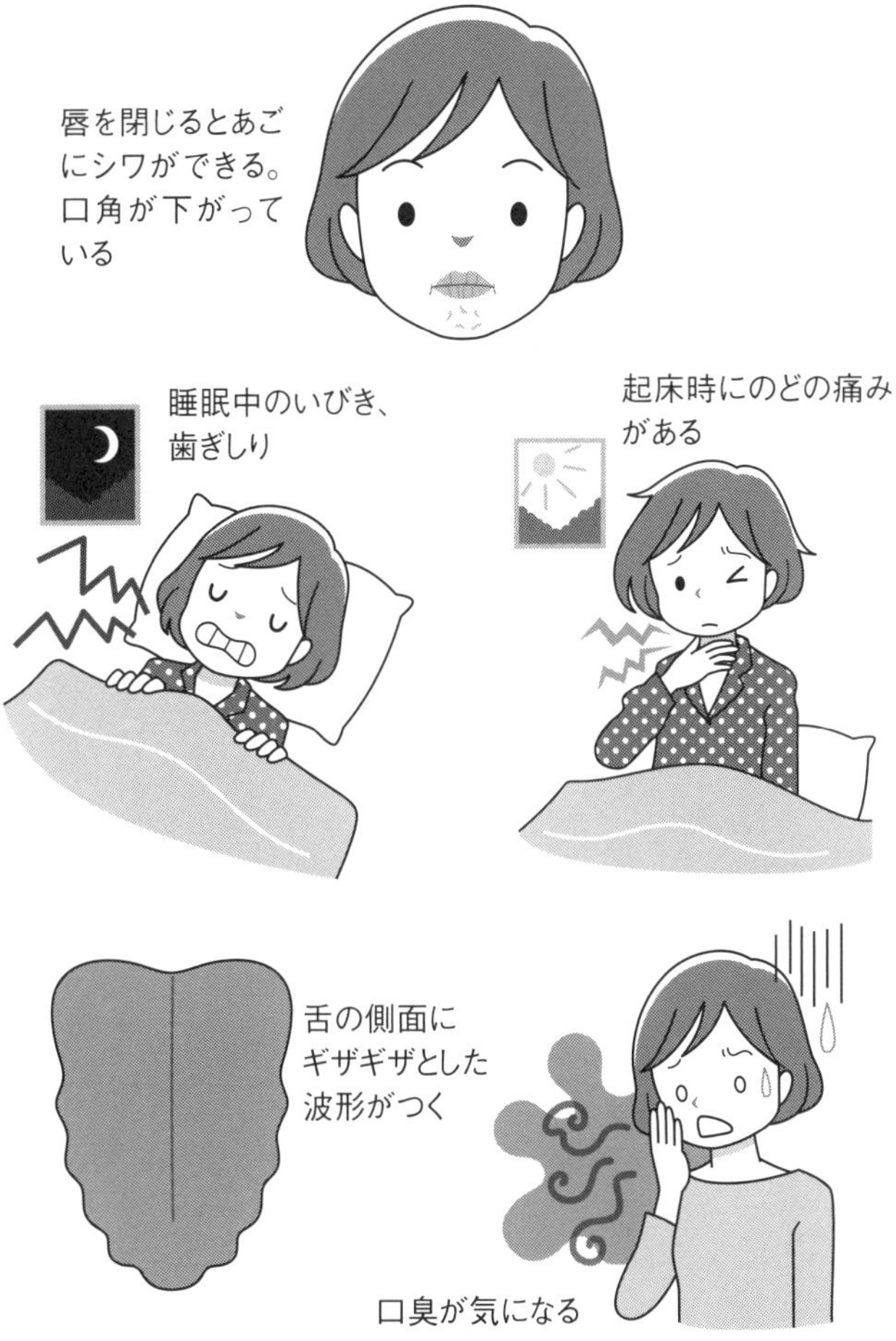

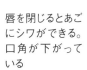

唇を閉じるとあごにシワができる。口角が下がっている
睡眠中のいびき、歯ぎしり
起床時にのどの痛みがある
舌の側面にギザギザとした波形がつく
口臭が気になる

【後鼻漏】

通常、鼻水は鼻の穴から出てくるものですが、鼻水がのどのほうへ流れてくることを後鼻漏といいます。常にのどにタンがからまったように鼻水が流れ込みますから、日常的に不快で、飲み込むか、タンとして口から出すしかありません。慢性的に上咽頭炎があると、後鼻漏をもたらします。

上咽頭に炎症が起こると、上咽頭の細い静脈がうっ血し、毛細リンパ管は拡張します。このため、リンパ液の流れが悪化して組織内にたまった過剰な液体や老廃物を排出することができなくなり、その結果、上咽頭の粘膜下にたまった血漿《けっしょう》が粘膜の表面へと漏れ出し、これらの分泌物が後鼻漏となってのどから流れ出すと考えられています。

後鼻漏の改善には、上咽頭のリンパ管の機能を回復させることがポイントとなります。

炎症が離れた場所に現れる「関連痛」

以上のチェックテストで、長年の不調の原因が上咽頭の炎症にあることへの疑いを強めた人も多いでしょう。

そのほか、鼻の奥とは直接関係がなさそうな自覚症状に思い当たる人も慢性上咽頭炎があるかもしれません。

これは、実際に炎症を起こしているのは上咽頭であるのに、実際とは離れた場所で痛みや不快症状を感じるケースです（関連痛）。

慢性上咽頭炎が悪化すると、おもにのどや鼻などに不快感を生じます。

たとえば、のどの痛みやのどの奥の詰まり、声がれや長引くセキなどです。そのほか、頭痛や首の痛み、首・肩のこり、全身の疲労感など、別の場所で症状が現れることも多く見られます。カゼを引きやすいなどの訴えもよく見られます。こうした症状に対し、上咽頭を治療することで症状が軽快することが期待できます。

慢性上咽頭炎が全身をむしばむ

全身に張り巡らされた副交感神経がカギ

なぜ、慢性上咽頭炎があると、さまざまな不快症状が全身へと及ぶのでしょうか。これは、慢性上咽頭炎が自律神経の調節異常を引き起こすことが原因と考えられます。

自律神経とは、交感神経と副交感神経からなり、意思とは無関係に働く神経です。副交感神経として最も重要な神経が迷走神経で、副交感神経の約八〇%を占めています。

上咽頭は、神経線維が豊富にある場所で、副交感神経の主体となる迷走神経の感覚神経が分布しています。**迷走神経は12対ある脳神経のひとつであり、脳の延髄《えんずい》から発し、頭部から頸部、胸部、腹部などすべての内臓に分布する神経で、内臓の筋肉の運動や分泌機能をコントロールしています。したがって、迷走神経の働きに狂いが生じると、全身にさまざまな異常を引き起こすことになります。**

迷走神経の働きが全身に影響する

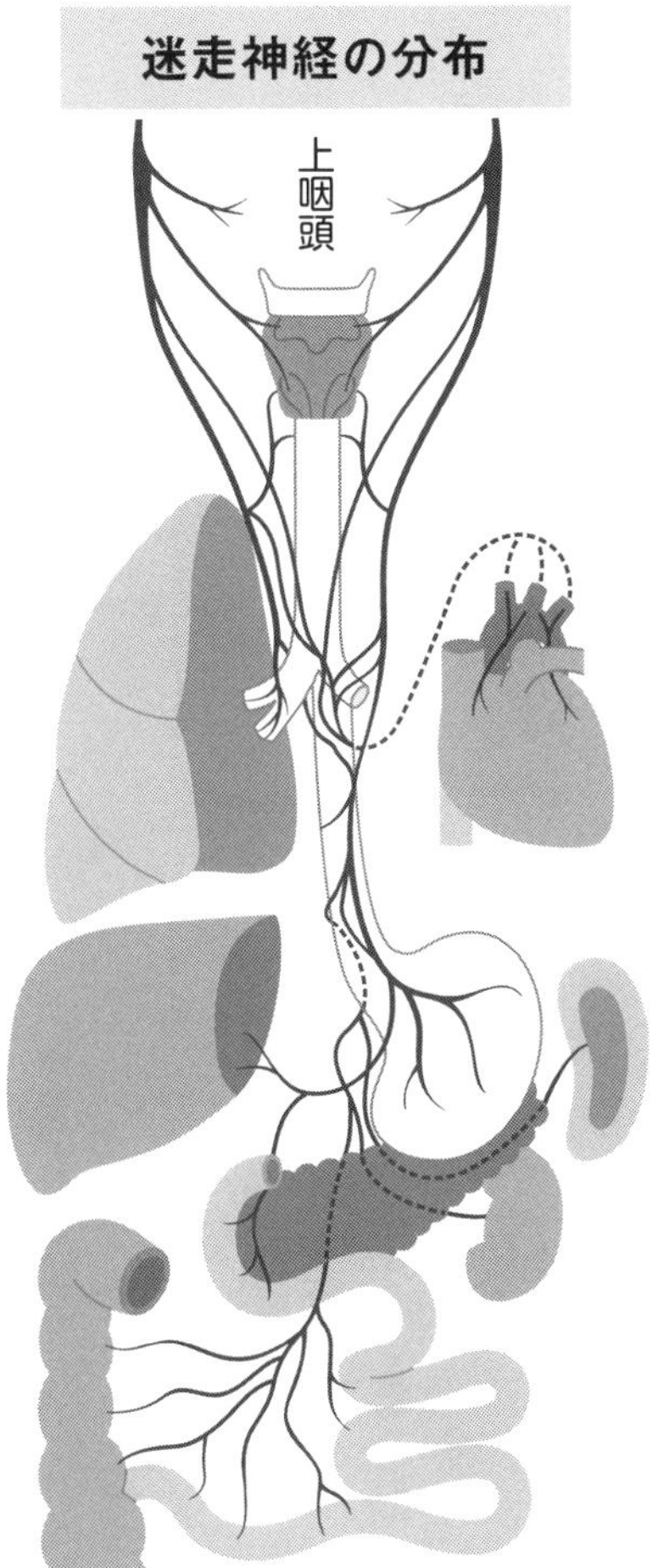

上咽頭に慢性的な炎症が起こると、この迷走神経の感覚神経を介して延髄にまで刺激が伝わります。そして、その刺激が今度は脳の大脳辺縁系（↓P．58）という部位に伝わります。

つまり、鼻奥の上咽頭の炎症が迷走神経、ひいては脳の働きにまで影響を与えることになるのです。

また、最近の研究で、迷走神経には働きが異なる「腹側《ふくそく》迷走神経系」と「背側《はいそく》迷走神経系」の二種類の系統があることがわかってきました。

つまり、副交感神経系に二系統あり、交感神経系と合わせると合計三系統の神経系により、自律神経がコントロールされているということになります。この点は大変重要ですので、くわしく後述します。

さらに、前述のとおり、**上咽頭はストレスに弱く、過労や心労などの強いストレスがかかると、上咽頭の炎症が急激に悪化し、体に不調をきたします。**これは、上咽頭が自律神経と密接に関わっていることを示しています。

上咽頭の炎症が全身にばらまかれる

実際に障害が起こっている場所とは別の場所に痛みを感じる関連痛（→P.46）も、迷走神経の感覚神経により伝達された上咽頭からの刺激だと脳が勘違いすることによってもたらされます。

たとえば、上咽頭は迷走神経と、上咽頭とのどの両方に分布する舌咽《ぜついん》神経の感覚神経が張り巡らされていることにより、上咽頭の炎症をのどの痛みと感じるのは、脳に勘違いが生じることで起こると考えられます。

さらに、頭痛や首の痛み、肩こりなどは、上咽頭の炎症が刺激となって頭痛をもたらし、その炎症が放散されることにより、頭部や頸部、肩の筋肉の緊張を招き、頭痛や肩こり、首こりなどが生じるのです。上咽頭の炎症に関連して起こる諸症状といえるでしょう。

後鼻漏（→P.46）もこれに関連した症状ととらえられます。つまり、上咽頭で生じた細い静脈のうっ血と毛細リンパ管の拡張などによってリンパの流れが滞り、組織に過剰な液体や不要な老廃物がたまり、行き場を失った分泌物が上咽頭の粘膜からしみ出て、鼻からではなくのどから流れ落ちるようになった状態といえます。

また、慢性上咽頭炎のある人によくみられる慢性セキの症状も、上咽頭の炎症のために感覚神経が過敏な状態となり、セキを誘発していると考えられます。

さらに、カゼをひきやすく、治ったと思ったらすぐにまたカゼをひくといった「慢性カゼ」のある人も、実際には、ずっと慢性上咽頭炎があり、それが軽くなったり、ひどくなったりをくり返しているものと考えています。

つまり、ウイルスや細菌に次々と感染するというよりは、症状のない慢性上咽頭炎がずっと続いたところに、冷えや疲れなどの悪条件が重なって炎症が悪化し、引き起こされると考えられるのです。

このような人は、他人のカゼには感染するけれど、自分のカゼは他人には感染しないという特徴があります。

このように、**上咽頭の炎症が引き金となり、さまざまな痛みや不快症状が全身へと及ぶのです。**

迷走神経は脳の深部を活性化する

ここまで見てきたように、副交感神経である迷走神経の働きが、自律神経調節障害と深く関わっていることがわかってきました。

つまり、副交感神経である**迷走神経を刺激して、副交感神経（正確には腹側迷走神経。**

くわしくは後述）優位な状態を作り出すことが、さまざまな自律神経トラブルを改善するカギであり、ひいては免疫疾患（アトピー性皮膚炎やある種の腎臓病などの難治性の病気）などの炎症をも抑制することが期待できるのです。

実際に迷走神経を電気で刺激して、うつなどの脳の機能障害からくる病気や関節リウマチ、炎症性腸疾患などの自己免疫疾患を治療するＶＮＳと呼ばれる新しい治療法が、最近米国で注目されています。

第二章で詳述する「ＥＡＴ」は、まさにこの迷走神経を刺激する治療法といえるのです。

首こり・肩こりは腹側迷走神経のＳＯＳ

重い物を持って運んだり、長距離を歩いたり、あるいは、慣れない運動をしたりして、筋肉を使いすぎたあとに感じる腕や脚の筋肉のこりは、だれもが経験するものです。ところが、首こりや肩こりは、とくに筋肉を酷使していない状況でも生じます。

たとえば、「ひどい肩こりを感じたと思ったら、カゼのひきはじめだった」「仕事のストレスで首と肩がパンパンにこった」ということを経験したことがある人は多いでしょう。

筋肉を使った覚えがないのに、首や肩がこるのは、筋肉を支配している神経の違いに原

慢性上咽頭炎が首こり、肩こり、背中の痛みを引き起こす！

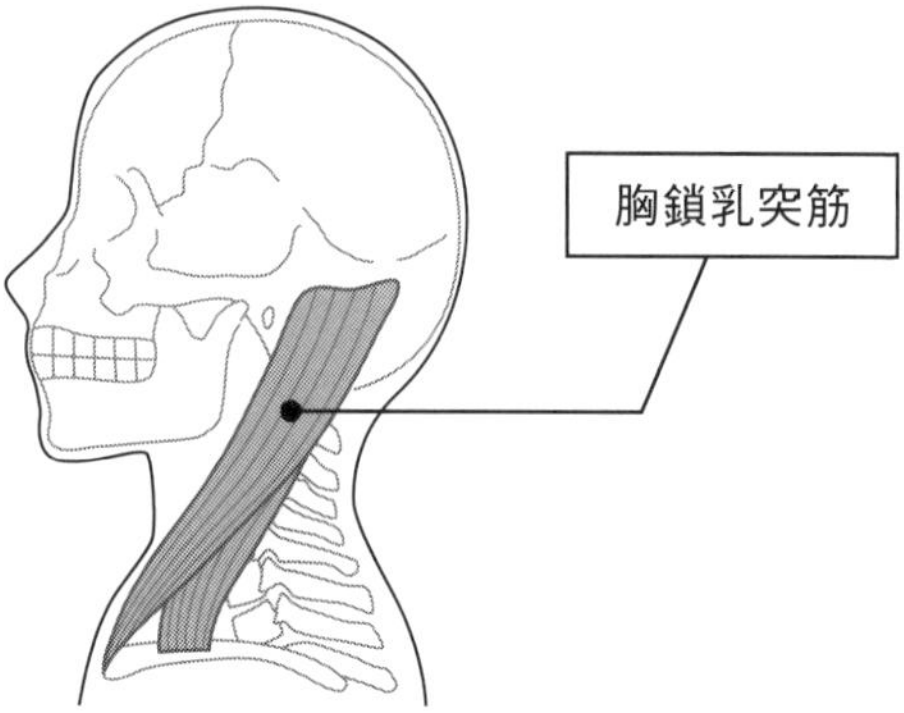

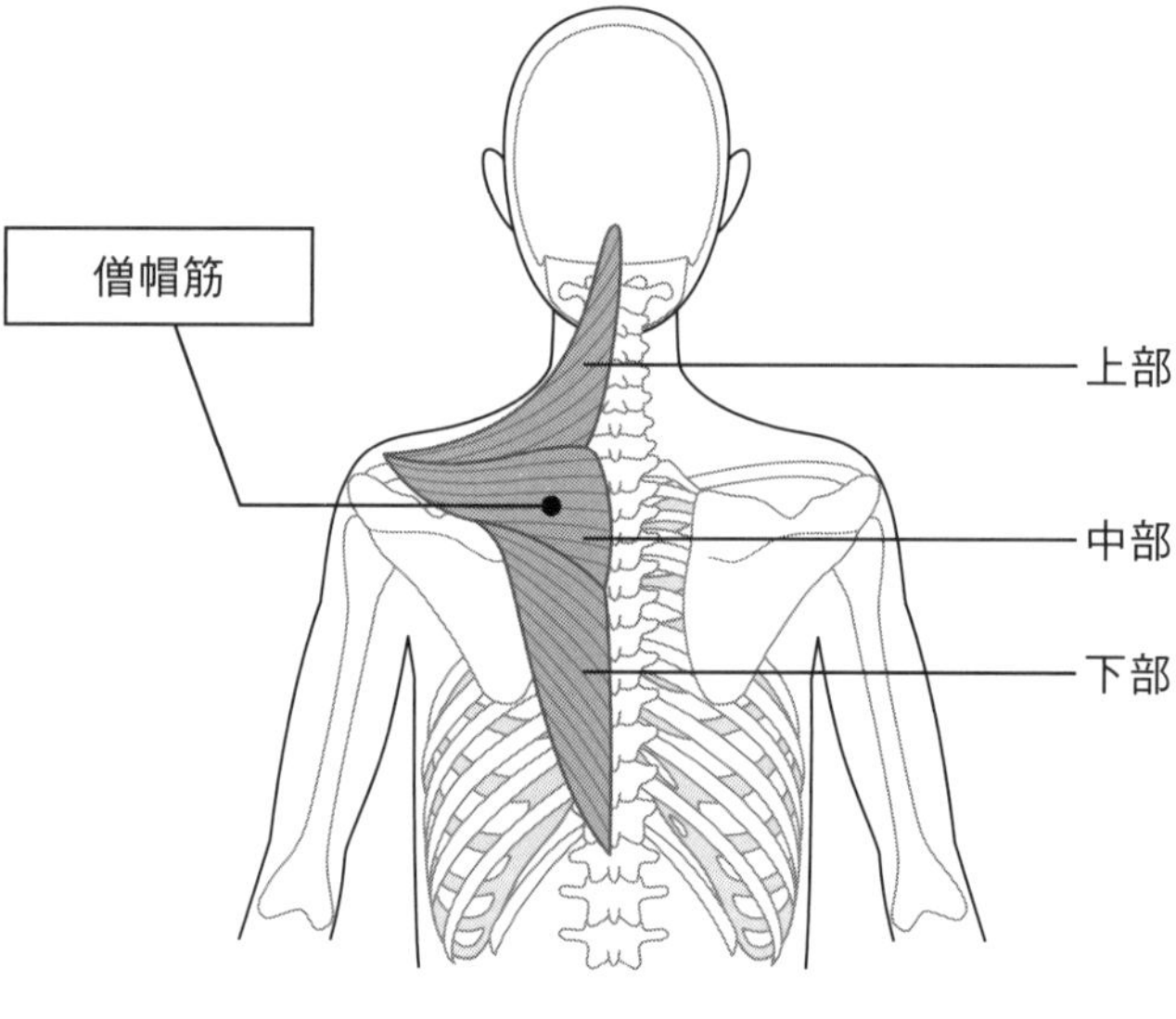

因があるのです。

全身の首より下の筋肉のほとんどは、脊髄から出る脊髄神経が支配していますが、首と肩を支配している神経は副神経という11番目の脳神経によって支配されているのです。

副神経はもともと10番目の脳神経である迷走神経の〝付属〟神経ということで、副神経という名前がついています。つまり、迷走神経の仲間です。

副神経が支配する筋肉は胸鎖乳突筋と僧帽筋《そうぼうきん》で、前者は「首こり」と、後者は「肩こり」や「上背部の重苦感」と深い関係があります。

何らかの原因で副神経にマヒが生じると、胸鎖乳突筋の動きが障害され首が回らなくなり、また、僧帽筋が障害されることにより肩を上にあげることができなくなります。

そして、臨床的に副神経のマヒが単独で生じることはまれで、通常は迷走神経とともに障害されるとされています。

胃の調子が悪いときに肩こりや首こりを感じたことのある人は多いと思いますが、これも胃腸を支配する迷走神経と副神経が連動しているために生じる現象です。

そして、日常の診療で実感していることは、ひどい首こり・肩こり、上背部の重苦感を訴える患者さんのほとんどに激しい慢性上咽頭炎が存在することです。

一方、重度の慢性上咽頭炎のある患者さんの約八割で、首こり・肩こり、上背部の重苦感を感じています。

こうしたことから、臨床現場では胸鎖乳突筋を触診して、その時の圧痛や違和感の有無が慢性上咽頭炎の指標として活用されています（↓P．42）。

つまり、「首こり」・「肩こり」は私たちが簡単に知ることができる腹側迷走神経系のSOSシグナルなのです。

ですから、首こりや肩こりが以前より強くなったと感じたときは、まずは腹側迷走神経系の活動が弱まるような日常生活の原因を探して、是正できるものであれば是正して、それと同時に、腹側迷走神経系の活動を回復させるために上咽頭のセルフケアを積極的に心がけることが重要です（↓第三章）。

なお、ＥＡＴは、首こり・肩こりに著効をもたらす治療法としておすすめです。ひどい首こりで首が回らないある患者さんにＥＡＴを行うと、直後に「あれっ、急に首がラクに回るようになった」といわれることがしばしばです。

上咽頭を鍛えると、脳の不調がよくなる

感情をコントロールする「大脳辺縁系」

自律神経調節障害やうつ、慢性疲労などは、脳の働きの異常から引き起こされます。脳は大脳新皮質《だいのうしんひしつ》、大脳辺縁系《だいのうへんえんけい》、脳幹《のうかん》の三層からなります（↓P．58）。

（↓P．58）

三層構造の一番上にあるのが大脳新皮質で「人間脳」「理性脳」ともいわれています。言語能力、学習能力、創造的思考能力、空間把握能力などをコントロールしており、理性を司る「考えるための脳」ということができます。

三層構造の中間に位置するのが大脳辺縁系で、感情や本能、記憶や自律神経活動などをコントロールしています。「哺乳類脳」「情動脳」ともいわれ、快・不快などの感情や愛情、怒り、恐怖、嫌悪など衝動性の高い感情をコントロールしている「感じるための脳」ということができます。そのほか、記憶や自律神経活動などにも関与しています。

感情をコントロールする 大脳辺縁系

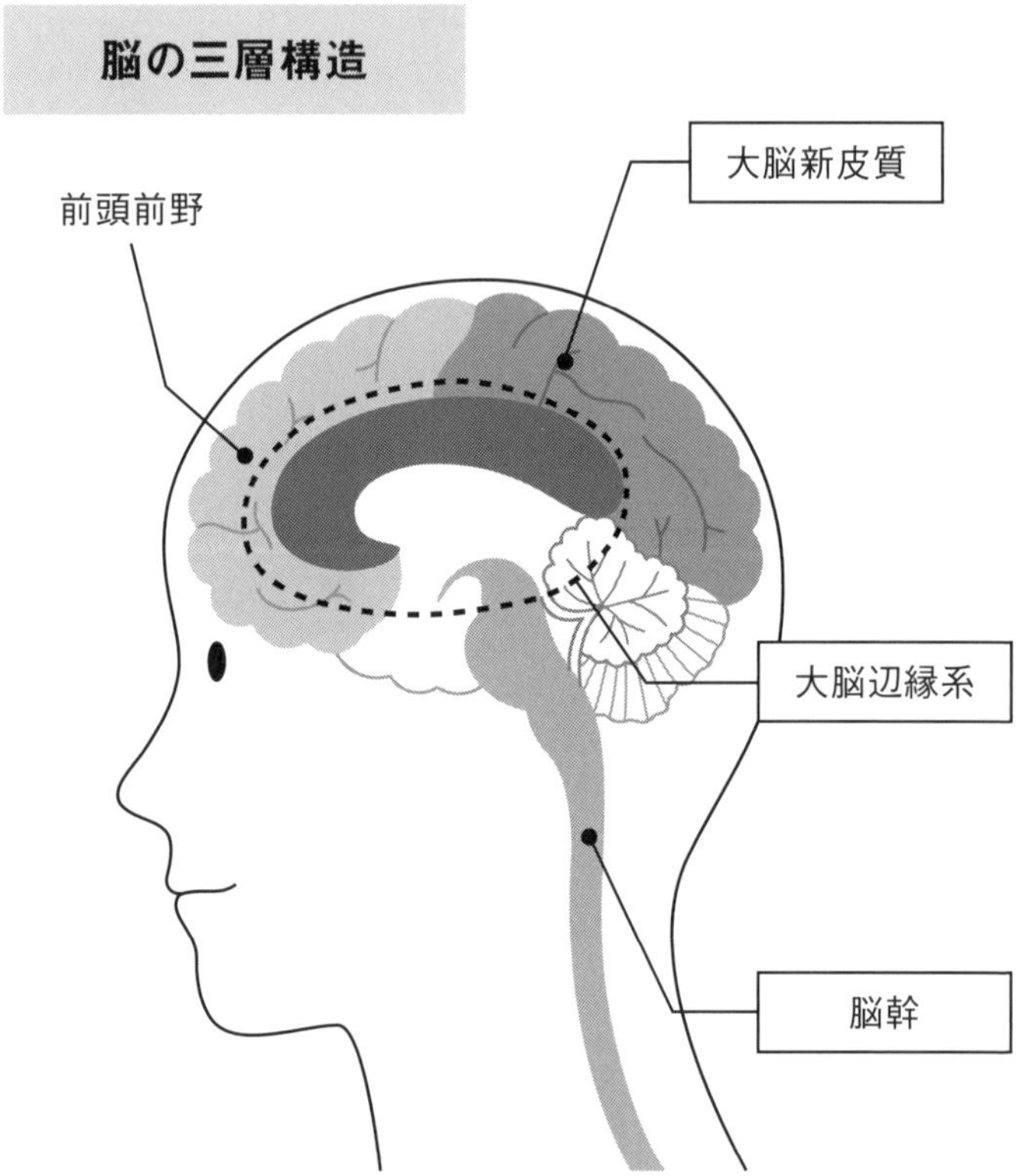

大脳辺縁系には視床《ししょう》（感覚を脳のほかの部位へと中継する）や視床下部《ししょうかぶ》（自律神経の中枢を担う）、海馬《かいば》（記憶を司る）、扁桃体《へんとうたい》（情動に関与する）、帯状回《たいじょうかい》（大脳辺縁系の組織を結びつける）、脳下垂体《のうかすいたい》（ホルモンなど内分泌系の働きをコントロールする）が含まれます。

大脳新皮質は、情動脳である大脳辺縁系から伝わったメッセージを意識的・論理的に解釈して情動や衝動を制御しています。

なお、大脳新皮質のなかでも、とくに大脳辺縁系と関連しているのが、前頭葉の領域にある前頭前野という部位で、情動脳からの情報の監視塔の役目を担っています。

三層構造の一番下にあるのが脳幹です。「爬虫類脳」ともいわれ、下等な生物も持っている最も古い原始的な脳です。無意識に行われる心拍や呼吸、体温調節、食べ物や飲み物をとること、性行動に関係し、基本的な生命維持機能を担う「生きるための脳」といえます。

ストレスが心身に悪影響を及ぼす

私たちが外界から受け取る感覚情報は、まず大脳辺縁系の視床に集まります。つまり、

感情や情動は脳でコントロールされる

大脳辺縁系

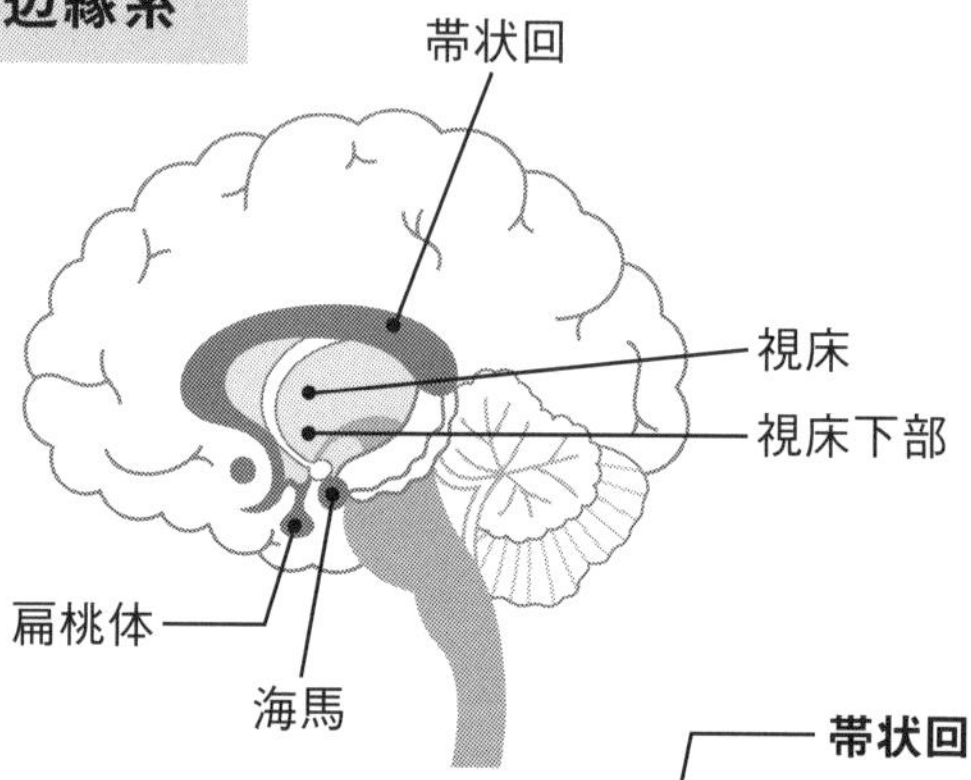

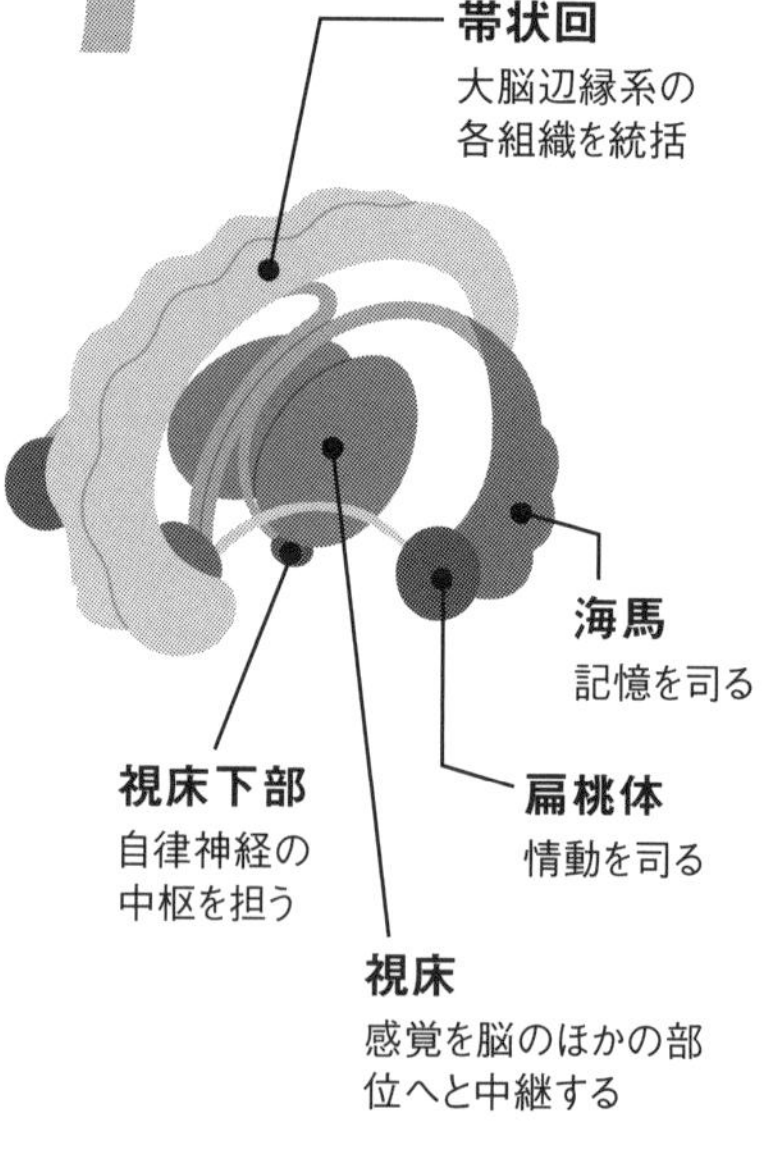

脳幹

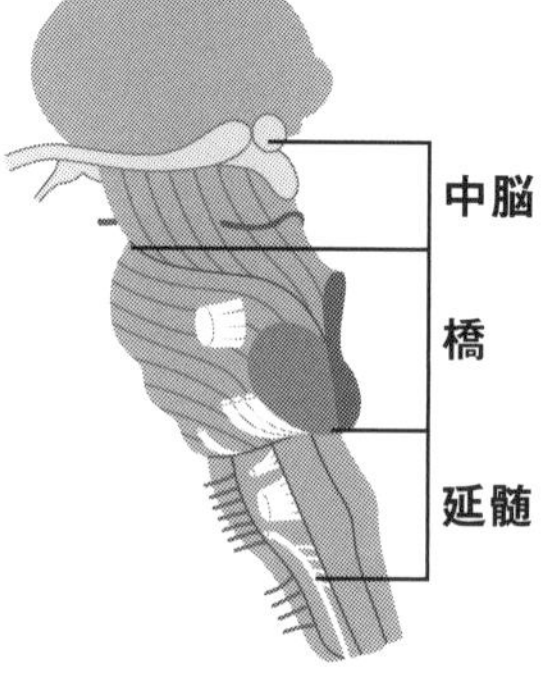

視床は外界からの情報をほかの脳領域に伝達する「中継所」なのです。

視床に伝わって処理された情報は、次にそれが生命の維持に関係するかどうかを瞬時に識別する扁桃体へと伝達されます。

扁桃体は、大脳辺縁系のほかの部位と連携しながら、脅威に対して警戒し、外界の変化や出来事に対して直ちに反応する必要があることを伝える、脳の「初期警報システム」です。そして、もし扁桃体が脅威として感知すると扁桃体はすぐさま視床下部にメッセージを送ります。

視床下部は内部環境を監視しコントロールしており、睡眠、日内リズム、食欲、のどの渇きなどに関連しています。

私たちは、生命の安全や心身の平穏を脅かすようなことを体験したり、目撃したりすると、苦痛を感じたり、不眠やイライラなど、さまざまな身体症状を呈します。これをストレス反応といいます。

体がストレスフルな事態に対処できるようにするため、ストレス反応を最初に起こすのが視床下部です。ところが、**視床下部が過剰に活性化しているとストレス反応が強くなり、ストレスの原因に見合わない身体反応を引き起こしてしまいます。**

大脳辺縁系にある海馬は、記憶の保持を担います。

視床が感覚情報を伝達し、扁桃体がその情報が重要かどうか評価し、視床下部はストレス反応を引き起こしますが、そのときに外部刺激により扁桃体が何らかの感情をもたらすと、海馬がその状況を覚えていて〝文脈〟を作ってしまいます。

つまり、**外部刺激により扁桃体で引き起こされた脅威を文脈として覚えているので、その後、類似の外的刺激があるとその刺激がすでに危険なものでなくなっても、フラッシュバックとして恐怖・ストレス反応が引き起こされてしまう**のです。その典型が戦争帰還兵などに発症する「心的外傷後ストレス障害（ＰＴＳＤ）」です。

海馬が担うのは短期記憶で、夢を見ているレム睡眠中に、大脳新皮質の一部（左前頭前《ひだりぜんとうぜん》皮質《ひしつ》）に記憶を保管するため、その日の出来事に関する情報を送ります。

このレム睡眠中の処理の結果、重要な情報が長期記憶となり、重要ではない情報は睡眠中に処分され、海馬は新しく記憶できる状態になるとされています。

それゆえ、人が不安に悩まされたり、よく眠れなかったりすると、このようなプロセスが十分に働かず、情動の回復ができなくなってしまうと考えられています。

では、脳のどの部位に機能異常が生じると慢性疲労やうつなどの症状が生じるのでしょうか。そこで、キーワードとなるのが「情動」です。

情動とは、感情の中でも急速に引き起こされ、その過程は一時的で急激なものをいいます。不安のほかに、怒り、恐れ、喜び、悲しみなどを指し、顔色が変わる、呼吸や脈拍が変化するなどの生理的変化を伴います。

情動は脳全体の機能と関連を持っていますが、その主役となるのは、「情動脳」である大脳辺縁系です。すでにお話ししたように、大脳辺縁系のいろいろな部位には、情動を促進したり抑制したりする作用や、学習、記憶などの役割があって、情動の調節をしています。

扁桃体の過剰反応がうつを招く

ところで、視床下部には自律神経中枢があり、神経系や内分泌系と密接な関連を持ちながら身体症状との接点となる働きをしています。このため、不安や抑うつなどの情動障害が起こると、慢性疲労や自律神経調節障害などの症状が生じてしまいます。

したがって、こうした症状を改善するためのカギを握るのは「情動脳」である大脳辺縁系であるといえます。

大脳辺縁系の視床下部の異常により「自律神経失調症」の症状が起こり、視床下部－下垂体－副腎系（ＨＰＡ系）という神経内分泌系のシステムの狂いが生じ、最終的に副腎（生命を維持するために欠かせない副腎皮質ホルモンなどを分泌する臓器）の働きが不十分になると、自覚症状として「慢性的な疲労感」が生まれます。

このような状態を「副腎疲労（アドレナルファティーグ）」とも呼ぶ研究者もいます。

一方、ストレスが加わると大脳辺縁系の扁桃体への血流がふえますが、慢性的なストレスが続くと、扁桃体がいつも興奮した状態となり、大脳辺縁系からの情報を監視する前頭前野の均衡状態が破綻して前頭前野が働かなくなってしまいます。

「考えるための脳」の前頭葉が働かなくなるわけですから、結果的に、考えるのもおっくうな無気力な「うつ」の状態を起こしてしまいます。

つまり、**扁桃体の過剰な反応がうつと密接に関係している**というわけです。

このように、情動脳である**大脳辺縁系の機能異常が「うつ」「慢性疲労症候群」「自律神経失調症」に共通する病態**ということになります。

なお、大脳辺縁系の機能異常と臨床症状との関係については、近年、脳の血流動態を視覚化する機能的磁気共鳴画像法を用いて多数の研究が報告されています。

扁桃体が過剰に反応すると
脳の不調を引き起こす

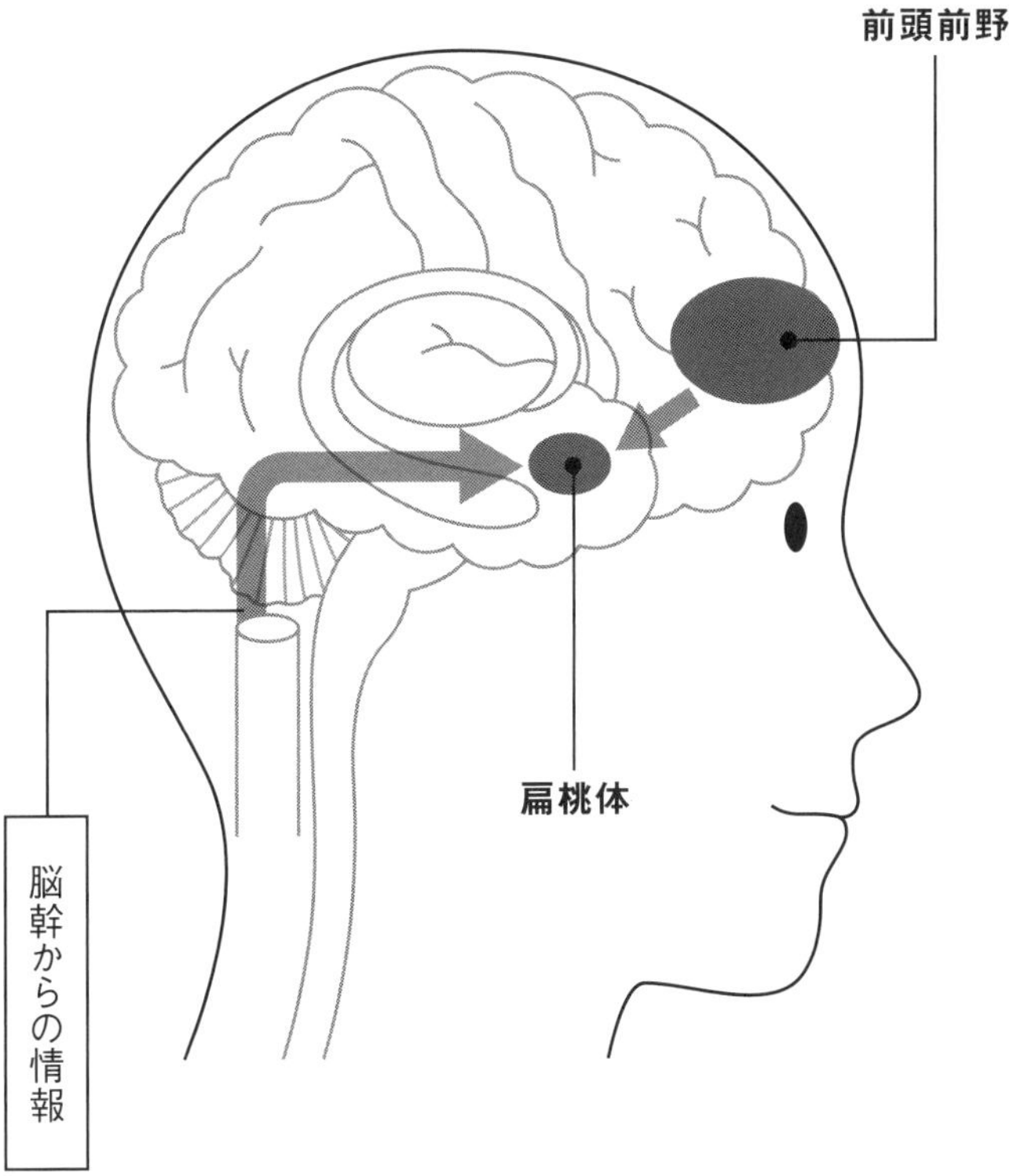

精神的な病気治療へのアプローチ

自律神経の調節異常やうつ状態は、脳の不調から引き起こされることはこれまで述べてきたとおりです。

ここで、自律神経のトラブルやうつを抱える患者さんに共通して見られる「慢性的な疲労感」の原因の捉え方を説明したいと思います。

慢性的な疲労感には内科的なものと精神的なものがあります。

内科的なものとしては、次のようなものが考えられます。

・感染症、肝臓病、慢性的な炎症性の病気などによる老廃物の蓄積
・貧血や心臓の病気、肺の病気、睡眠時無呼吸症候群などによる低酸素状態
・低血圧
・更年期障害や甲状腺機能低下症など、内分泌ホルモンの乱れ
・低栄養や電解質の異常
・アルコール中毒を含む薬物中毒

こうした内科的なものであれば、正確な診断名とそれに対応する治療が慢性的な疲労感

の改善につながります。

ところが、精神的（必ずしも〝心の病〟というわけではありません）なものは少し状況が異なります。

自律神経失調症やうつでは、いずれも慢性的な疲労感が高頻度に見られます。

これらの精神的な病気の病名は「原因」をもとに分類された内科の病気とは異なり、「症状」の違いをもとに分類されています。

ですから、診断をつけることが原因を確定することにはつながりません。よって、**正しい診断が必ずしも症状の消失に直結するわけではないのです。**

つまり、病気の原因を細かく分けることが、そのまま治療に直結する内科（たとえば〝ウイルス性肝炎〟でもA型肝炎、B型肝炎、C型肝炎では臨床経過と治療法が異なります）と異なり、**精神的な病気（脳の機能的な異常）では、違いに注目して病気を細かく分けるよりも、むしろ共通点に着目することのほうが重要**なこともあります。

慢性的な疲労感もその一つで、たとえば「慢性疲労症候群」という診断名をつけ、「うつ」「自律神経失調症」という三つの病気で慢性疲労の原因がそれぞれ異なると考えるのではなく、そこには共通した病態が存在すると考え、共通点にスポットを当てることで慢性疲労などの体調不良の本質が見えてくるわけです。

このように、本書では、細分化された違いではなく、これらの病気に共通する「脳・神経」が陥っている異常と、精神科や脳神経内科ではこれまで注目されることがなかった、新しい切り口の「慢性上咽頭炎」という共通点にスポットをあてようとしています。

脳の炎症が脳内物質の分泌異常を引き起こす

次に、脳の働きに重要な神経伝達物質についてお話しします。

たとえば、「うつ」「慢性疲労症候群」「自律神経失調症」は脳の働きの異常（機能異常）が原因ですが、これらの疾患の機能異常に共通する原因として、**脳の神経細胞における情報の伝わり方に異変が生じている**ことがあげられます。

私たちは生活の中で、脳が「食べる」「寝る」などの基本的な動作の命令を体に伝えていますが、「意欲」や「記憶」などの感情を伝えたり、知的な命令をしたりもしています。このとき神経の細胞から細胞へ情報を伝える働きをするのが「神経伝達物質」です。

神経伝達物質にはアミノ酸（アスパラギン酸、グルタミン酸、γ《ガンマ》-アミノ酪酸《らくさん》／GABA、グリシンなど）、アセチルコリン、ペプチド類（バソプレシン、ソマトスタチン、ニューロテンシンなど）、モノアミン類（セロトニン、ドパミン、ノルアドレナリンなど）など多くの種類があります。

この中のセロトニンとノルアドレナリンは、気分や意欲、記憶などの人の感情にかかわる情報の伝わり方をコントロールし、心身の働きを活性化していると考えられています。とくにセロトニンは最近では「幸福ホルモン」などとも呼ばれ注目を集めるようになりました。うつ病では、何らかの原因で神経の細胞と細胞の間にあるセロトニンとノルアドレナリンの量が減って、情報の伝達がスムーズに行われなくなり、さまざまな症状が現れることがわかってきています。

たとえば、大脳辺縁系で神経伝達物質であるセロトニンが欠乏すると、大脳辺縁系に過度の活動が生じて何事もネガティブに捉えるようになってしまい、不安、焦燥を引き起こします。この状態が「うつ」です。

また、セロトニンを伝達物質として用いるセロトニン神経系は、抑うつ症状だけでなく、疲労や疼痛《とうつう》の自覚にも関係しており、慢性疲労症候群では重要な役割を果たしていると考えられています。

一方、ノルアドレナリンを伝達物質として用いるのがノルアドレナリン神経系です。

ノルアドレナリン神経系は脳を目覚めさせる働きがあります。ノルアドレナリン神経系は外部から種々の感覚刺激が不意に与えられたり、出血や感染などの内部環境の危機的変動の情報に対して、生体防御的な反応をすばやく実行したりする重要なシステムとされています。**ノルアドレナリンの分泌量が不足した状態では注意力が散漫になり、抑うつや意欲の低下を来し、反対に分泌量が過剰な場合、多動傾向**を示すとされています。

また、最近の研究では脳の炎症が原因でセロトニンやノルアドレナリンの欠乏が起こることが示されています。

つまり、**脳の炎症のために神経伝達物質であるセロトニンやノルアドレナリンが欠乏して、脳の機能異常が起こることでうつや慢性疲労症候群が引き起こされる**というわけです。ですから、うつや慢性疲労症候群では不足しているセロトニンやノルアドレナリンを薬で補えばよいのではないかという発想が当然のことながら生まれるわけです。

実際、現在、臨床現場で汎用されている抗うつ薬は、脳の不足した神経伝達物質の濃度を高める薬剤です。

中でも神経細胞と細胞の間のセロトニン濃度を高める働きのある「選択的セロトニン再取り込み阻害薬（ＳＳＲＩ）」とセロトニンとノルアドレナリン濃度を高める「セロトニン・

ノルアドレナリン再取り込み阻害薬（ＳＮＲＩ）」、そして作用機序は異なりますが、やはり脳のセロトニンとノルアドレナリンに作用する「ノルアドレナリン作動性・特異的セロトニン作動性抗うつ薬（ＮａＳＳＡ）」がうつや不安障害の患者さんに広く用いられています。また、自律神経調節障害や慢性疲労症候群と密接に関わる病気である線維筋痛症にも効果が期待され、使用されています。

その薬、一生続けますか？「薬物治療の限界」

薬を服用することでうつ病で低下している脳のセロトニン、ノルアドレナリンなどの神経伝達物質の濃度を上げることは一つの手段です。

では、こうした薬で慢性的な疲労などの体調不良が、期待どおりに解消するかというと必ずしもそう簡単ではないようです。それはおそらく、**セロトニンやノルアドレナリンの不足は大脳辺縁系の機能異常の一面に過ぎない**からです。

もうひと昔前の話ですが、不眠がうつ病の兆候とされていることから、内閣府が主導して『お父さん、眠れてる？　眠れないときはお医者さんに相談を』といったキャンペーンが張られたことがありました。

しかし、皮肉にもセロトニンの濃度を上げる抗うつ新薬が登場した一九九八年以降にわが国の自殺者はふえ、一時期は約三万人の人が自ら命を絶っていました（現在は約二万人余りになっています）。そして、それにとどまらず、若年者ではＳＳＲＩなどの服用で自殺念慮、自殺企図や攻撃的になる、などの頻度が増えたと注意喚起を促す報告もあります。

神経伝達物質の濃度はストレスや睡眠不足など、体が置かれた状況で変動します。たとえばノルアドレナリンは不足すると意欲、集中力や判断力が低下してうつ症状を悪化させますが、逆に多すぎればイライラしてキレたり、攻撃的になったりすることが知られています。

実際、抗うつ薬の服用により、脳のセロトニンが過剰となり、セロトニン症候群（高体温や筋肉のけいれん、不安や意識障害などを引き起こす薬物反応）が引き起こされることが知られています。

セロトニン症候群のおもな臨床症状は、神経・筋症状（腱反射亢進《こうしん》、ミオクローヌス、筋硬直など）、自律神経症状（発熱、頻脈、発汗、振戦、下痢など）、精神症状の変化（イライラ、不安、焦燥、錯乱、興奮など）で、服用を開始して数時間以内に現れることが多いとされ、これらの症状は薬剤中止により消失することもわかっています。

つまり神経伝達物質は不足しても過剰であっても体の不調を引き起こすわけで、ちょうどいい塩梅が体にはよいということになります。しかし、その**理想的な状態を薬の服用により人為的に作り出すことは容易ではない**のです。

自力で体を守るシステムを作動させよう

ところで、私たちの体には自分を守る巧妙なしくみが備わっています。

インフルエンザに感染すると、高熱と倦怠感が出現します。症状はつらいですが、発熱によりウイルスと闘う免疫細胞の機能が高まり、倦怠感は私たちに横になって安静にする必要があることを教えてくれる重要なサインでもあります。つまり、不快な高熱も倦怠感も体を守るうえではマイナスではなくプラスの意味もあるのです。

このように、一見不都合と思われる現象ですが、広い視野で見ると、実は合目的なことが私たちの体ではいつも起きています。そう考えると、脳のセロトニンやノルアドレナリン濃度が低下するのは必ずしもマイナスのことばかりではなく、体を守るために何かしら合理的な意味があるのかもしれません。

そこで、不足しているセロトニンやノルアドレナリンを、薬によって補うという小手先の発想だけではなく、セロトニンやノルアドレナリン濃度が低下する根本原因に目を向けることこそが本当は重要なのかもしれません。

つまり、足りないものを薬で補うという対症療法的な発想だけではなく、**神経伝達物質不足の原因となっている脳の炎症そのものを改善するという根本治療の視点こそが重要**なのではないでしょうか。

そして、これは重要なことですが、人間の体には本来、外からのストレスなどで体のどこかに炎症が生じると、それが悪化しないように神経の反射により炎症を抑える機能が備わっています。そこで、体を防御しようとするシステムを発動させる神経＝迷走神経を刺激することで、炎症を抑える機能を作動させようというのです。

そして、上咽頭はそのカギを握る場所なのです。

次章では、自律神経の障害やうつ状態、慢性疲労症候群とも関係する慢性上咽頭炎の最も有効な治療法である上咽頭擦過療法（Epipharyngeal Abrasive Therapy、ＥＡＴ）についてくわしく解説しています。

第三章では、家庭でできる上咽頭の炎症を遠ざけるセルフケアを紹介します。習慣づけることにより、上咽頭の炎症を防ぐことができます。

第四章では、ＥＡＴによって改善が期待されるそのほかの病気について、第五章ではＥＡＴで症状が改善した症例を紹介します。

ＥＡＴは、副作用が少なく、人間が生まれつき持っている自然治癒力を引き出して、脳の炎症を改善し得る、これまでにない画期的な治療法だと私は考えています。人間本来の治す力に働きかける治療法としておすすめします。

新型コロナウイルス感染症対策に期待

二〇一九年末、武漢に端を発した新型コロナウイルスの世界的パンデミック。ウイルス変異をくり返し、感染拡大する昨今、第二波、第三波の備えとしても、私はこのＥＡＴを含めた上咽頭のケアが感染対策のひとつの手立てとなるのではないかと期待しています。

新型コロナウイルスは、空気媒介感染（飛沫感染＋エアロゾル感染）が重要な感染経路であることがこれまでに明らかになりました。そこで、従来の手洗い、マスク、社会的距離に加え、施設や乗り物における換気の重要性が強調されています。

肺炎を発症するまでの新型コロナウイルス感染症の諸症状は、「のどカゼ」の原因ウイルスとして知られる従来のコロナウイルス同様、「急性上咽頭炎（急性鼻咽腔炎）」の症状に矛盾しません。したがって、体内に入った新型コロナウイルスの最初の感染部位が上咽頭を中心とする鼻咽腔粘膜であることは疑う余地がないのです。また、食塩水の塩素にはコロナウイルスを含め、抗ウイルス作用があることが確認されており、鼻うがいでウイルス性感冒が早く改善することも海外から報告されています。

新型コロナウイルスの潜伏期間は平均五日間（四〜七日）で、インフルエンザ（一〜二日）にくらべてかなり長く、ウイルスが体内に入って増殖するまでには比較的時間的猶予があるといえます。

そこで、**空気を媒介して上咽頭に侵入した新型コロナウイルスが、粘膜上皮細胞で増殖する前の段階で塩水の鼻うがいを行うことで、ウイルス増殖を未然に防ぐことができる**のではないか、という推論が成立するのです。

それを簡単に可能にする手段が、本書で紹介する鼻うがいです（→P．１２８）。

新型コロナウイルス感染症は人類初の経験であり、鼻うがいのエビデンスはどこにもありません。しかし、今後、有効なワクチンが登場するまで、個人のレベルで①手洗い、②マスク、③鼻うがいという新型コロナウイルスに対する積極的感染制御の習慣が広く定着することにより、新たな地平がひらかれることを期待しています。

第二章

薬に頼らず
脳の不調を治す
上咽頭擦過療法
(EAT)

脳の不調に薬はいらない！「上咽頭擦過療法（EAT）」

薬を使わない画期的治療法

第一章で、脳の不調にはセロトニンやノルアドレナリンなどの神経伝達物質の不足が、「情動脳」である大脳辺縁系の働きの異常と関連していること、さらにその原因が脳の炎症であることを説明しました。

そして、薬以外の治療法として大いに期待できるのが、上咽頭擦過療法《じょういんとうさっかりょうほう》（以下、EAT《イート》）なのです。**この治療法が、自律神経調節障害、慢性疲労、うつなどの脳のトラブルが原因の体調不良に対する服薬によらない治療として、新たな突破口になる可能性があると私は考えています。**

EATとは、〇・五～一％濃度の塩化亜鉛溶液をしみこませた綿棒（鼻綿棒）を鼻から入れ、次に口から綿棒（咽頭捲綿子《いんとうけんめんし》）を使って上咽頭の後壁に強めにこすりつけるシンプルな方法です。おもに耳鼻咽喉科などの医療機関で行われている治療法です。

EATは、上咽頭治療のパイオニアである堀口申作博士によって一九六〇年に開発された歴史ある治療法で、博士によると、妊婦さんやお子さんでも安全に受けられるとされています。

しみるような痛みが炎症のサイン

EATで使用される塩化亜鉛溶液とは、消炎作用や殺菌作用、抗ウイルス作用を有しています。たんぱく質を変性させて組織や血管を収縮させる作用がありますから、炎症を起こしている組織に塗布・擦過することで炎症を抑えることができます。

EATは、**上咽頭という関所に留まっているウイルスや細菌を塩化亜鉛で早期に強力に退治してしまおうという治療法です。**

この処置のポイントは、
（1）強めにこする（薬液を軽く塗るだけでは効果は不十分）
（2）上咽頭をまんべんなく擦過する。とくに「天蓋部《てんがい》」（上咽頭の天井部分）と「側壁部」をしっかりこする

ＥＡＴのやり方

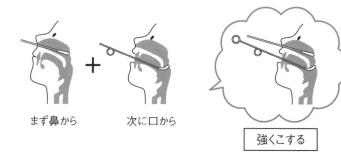

まず鼻から　＋　次に口から

強くこする

ファイバースコープで上咽頭を観察すると…

（写真提供：田中亜矢樹博士）

正常

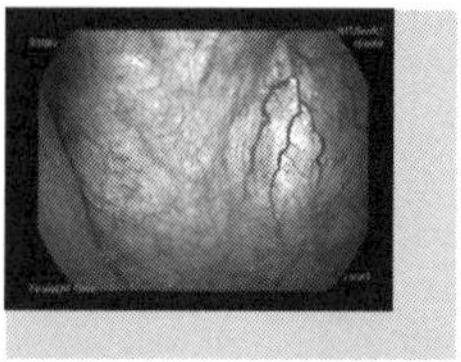

静脈が鮮明に
浮き出て見える

慢性上咽頭炎

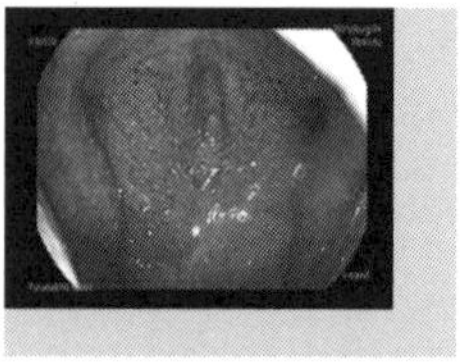

炎症で静脈が不鮮明。
粘膜下での点状の出血も認められる

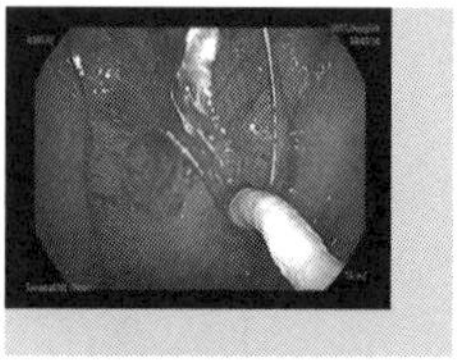

粘液の付着や
出血が認められる

（3）最初は鼻綿棒だけでもよい（炎症が重度だと痛みが激しく、より痛みの強い咽頭捲綿子を用いた口からの処置は見合わせることもある）

上咽頭に強い炎症があるとしみるような痛みが伴い、出血が見られますが、その分高い治療効果が期待できます。処置に要する時間は一分程度です。

EATで診断と治療を同時に行う

慢性上咽頭炎かどうかの診断と治療が一度に行えるのが、EATです。

健康な人の上咽頭は、表面に静脈が鮮明に浮き出て見え、炎症があるとむくみやうっ血により静脈が不鮮明になるほか、粘膜下の出血や粘液の付着などが見られます。

ただし、慢性上咽頭炎かどうかは、内視鏡で患部を見てもわかりにくく、実際にEATを行ってみて痛みや出血があるかどうかで診断します。

EATは、本来は耳鼻咽喉科医が行う治療ですが、シンプルな治療法ですから、私たちのような内科医を含め、医師であればだれでも実施することは可能です。

近年、EATが再評価され、実施する耳鼻咽喉科医は増えてきてはいますが、まだ一般的な治療法とはいえません。

慢性上咽頭炎の自覚症状があり、ＥＡＴを希望する方は、実施している全国の医療機関に直接お問い合わせください（↓Ｐ．１９０）。なお、ＥＡＴ適応の疾患を限定している医療機関もありますから、必ず事前に確認してください。

また、ＥＡＴは実施する医師の技量により効果もバラつきがあります。

上咽頭にしっかりとまんべんなく、しかも強めに綿棒をこすりつけるのがＥＡＴのコツです。軽くチョコチョコと塩化亜鉛溶液を上咽頭に塗り付ける程度では効果はあまり見られません。

週一～二回のペースで、まず一〇～一五回を目安に継続してみてください。治療終了の判断は、症状が日常生活に支障のないレベルまで改善したことが基準になります。まず三カ月継続しながら、セルフケア（↓第三章）を併用し、上咽頭を鍛える生活習慣を心がけましょう。

さまざまなタイプの頭痛に著効！ うつ気分にも

ＥＡＴはさまざまな症状の改善をもたらしますが、症状により改善までの回数はかなりの個人差があります。ここでは、症状別にＥＡＴの効果が現れるまでの回数を私の経験した症例をもとにまとめてみたいと思います。

最初の数回で効果をはっきりと感じるのは、なんといっても頭痛です。そのほか、羞明《しゅうめい》（強い光を受けた際の不快感や目の痛み）、目のかすみ、首こり、鼻詰まりなども、早い段階での著明な効果が期待できます。

また、個人差はありますが、全身倦怠感、めまい、集中力低下（ブレインフォグ）などは三～四回目あたりで改善を実感できるようになり、一〇～一五回程度で日常生活に支障がない程度にまで改善するケースが大半です。抑うつも同じような経過です。

セキぜんそくや慢性タン（とくに起床時）もEATを一〇回程度行うと改善を自覚できます。しかし、完全に症状が消失するのには通常二〇～三〇回を要します。

自律神経調節障害が関連する胃腸の症状を引き起こす病気として胃もたれなどの機能性ディスペプシアと、下痢を起こす過敏性腸症候群があります。

どちらもEATで改善が期待できますが、過敏性腸症候群よりも機能性ディスペプシアのほうが改善までに時間がかかることが多い印象です。

のどの奥に物が詰まった感じ（ヒステリー球）やのどにタンがへばりついた感じの不快感は改善までに比較的時間のかかる症状に含まれます。EATを粘り強く続けることで改善しますが、やはり二〇～三〇回程度のＥＡＴが必要です。

また、過換気症候群（精神不安で過呼吸になり、血液がアルカリ性に傾くことで起こる症状）やパニック障害（激しい動悸や息苦しさ、めまいとともに強い不安感に襲われる病気）にもＥＡＴは有効です。過換気症候群では一〇回程度ＥＡＴを行うと発作が起こらなくなります。パニック障害の改善には過換気症候群の改善より少し時間を要します。

患者さんの数が多い後鼻漏《こうびろう》は強敵です。ほとんどの場合、最終的にはＥＡＴで改善しますが、改善までの時間が最もかかるのが後鼻漏です。多くの患者さんは最初の数回のＥＡＴではほとんど効果を感じられませんが、数十回実施するうちに少しずつ改善していきます。改善を自覚するまで半年以上かかるケースも少なくありません。その理由はおそらく、後鼻漏が脳の機能や自律神経系の異常によるものではなく、原因は上咽頭粘膜そのものの異常で、粘膜上皮がＥＡＴで剝がれて再生するというプロセスを何度かくり返さないと改善しないからなのではないかと考えられます。

後鼻漏の場合、上咽頭の粘膜そのものが再生されれば症状は軽快していくと思われます。

次に、ＥＡＴがさまざまな症状に有効であるメカニズムについて、注目されている学説にもとづいてくわしく説明していきます。

症状の改善に要する EATの継続回数

当院約2000例の治療経験より

速効（初回～数回で効果実感）

- 頭痛
- 目のかすみ
- 羞明
- 首こり
- 肩こり
- 鼻詰まり
- しゃっくり

比較的速効（10回以内）

- 不眠
- 倦怠感
- 疲労感
- 起床困難
- ブレインフォグ
- めまい
- 咽頭痛
- 過換気症候群
- 過敏性腸症候群
- 声がれ

比較的遅効（20～30回）

- セキぜんそく
- 慢性タン
- 咽頭違和感
- 機能性ディスペプシア
- パニック障害

遅効（30回以上）

- 後鼻漏

※上記は一応の目安で、個人差があります。

なぜ、EATが自律神経を整えるのか

【効果1：迷走神経刺激作用】
痛みのエネルギーが瞬時に解放

近年、神経に刺激を与えるメカニズムを治療に応用した研究が進んでいます。

自律神経系には交感神経と副交感神経があり、副交感神経の大部分が迷走神経であることは前述のとおりです。迷走神経は脳神経の一つではありますが、全身に広く分布しており、迷走神経がうまく機能していないと、さまざまな自律神経のトラブルを招きます。

EATを行うと、こうした症状が改善されますが、これはEATによって迷走神経が刺激された結果と考えられます。EATによる神経システムにたまった過剰なエネルギーの放出という現象を理解するうえで、ヒントになる実際の治療経験をお話しします。

頭痛はEATが著効を示す症状の一つで、不思議なことに機能性頭痛全般に効果を発揮

します。つまり、片頭痛（頭の片側または両側が脈打つようにズキンズキンと痛む）でも、緊張型頭痛（後頭部から首すじにかけて多くは両側に頭を締め付けられるような痛みが持続的に起こる）でも、群発頭痛（頭の片側だけに目の奥あたりに激痛が一定期間に集中して起こる）でも著効を示すのです。なお、これらは、頭部外傷や頭部神経痛（＝器質性頭痛）などとは異なり、ほかに原因がなく、症状がないときには医学的な問題が認められない頭痛（＝機能性頭痛）に分類されています。

たとえば、片頭痛の患者さんでは、ＥＡＴを行った際、上咽頭に痛みを感じるポイントがあります。そして、このポイントをピンポイント治療に適した細いアルミ製の鼻綿棒で丹念に何度もつつくと、頭痛が消失するのです。これは、神経系の負荷となっているトリガーポイントを綿棒で機械的に刺激したことにより、それまで神経を刺激していた異常なエネルギー負荷が解放されたからと考えられるのです。

また、注目すべきことに、堀口博士らは、上咽頭の炎症のある部位と頭痛の起こる部位との関連性を詳細に調べ、片頭痛や緊張型頭痛などの頭痛は、鼻腔ないし上咽頭の炎症による痛みの放散であるという興味深い結論を出しています。

具体的には、頭の前頭部が痛む前頭痛は、軟口蓋《なんこうがい》背面、頭頂部が痛む頭頂痛は、上咽頭天蓋、後頭部が痛む後頭痛は、上咽頭後壁の炎症が原因としています。つまり、原因となる頭痛のタイプとは関係なく、頭痛が生じている部位に対応するトリガーポイント（頭痛の震源地）が、鼻から上咽頭にかけて存在するというわけです（↓P.89）。上咽頭の炎症が伝達速度の遅い無髄で細いC線維といわれる神経線維を伝わり、該当する頭痛の部位に放散するのではないかと考察しています。

そして、実際に二〜三週間の経過でさまざまな頭痛が上咽頭擦過療法で消失したというデータを示しています。そのうえで、堀口博士は、**頭痛が急性のものでも慢性・習慣性のものでも、上咽頭擦過療法で根絶が可能であると結論づけています。**

機能性頭痛のすべてが上咽頭と鼻腔の炎症が原因であるとするのは少々極論ではありますが、現実的に頭痛の患者さんの多くが薬物療法による対症療法に頼っている現状は見過ごしがたく、私たちのような日常的に頭痛の患者さんに接している内科医が、実際に治療をしてみると、確かに頭痛の原因と相関していると腑に落ちるケースが少なくないのです。

それゆえ、ＥＡＴを頭痛に対するひとつの解決策として取り入れることは有意義であると考えています。

上咽頭の炎症部位と頭痛の対応部位

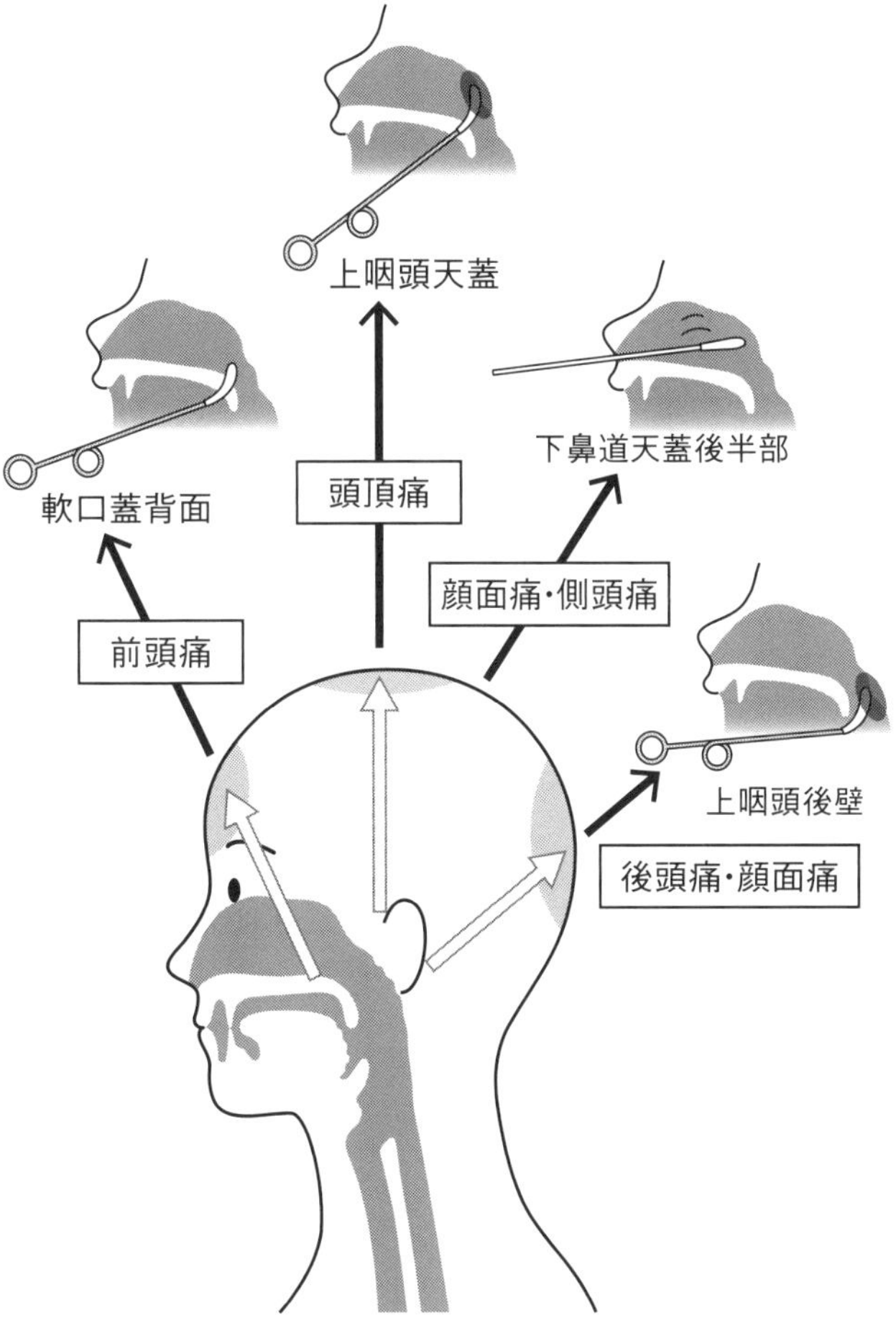

出典:古屋英彦 JOHNS 2014,30:647-652

しゃっくりもその場で止まる

次に、しゃっくりを例にあげて説明します。しゃっくりは横隔膜《おうかくまく》のけいれんとされており、急いで食事したり、アルコールを飲みすぎたりすることから起こることがあります。また、腎臓病などの自己免疫疾患の患者さんにステロイドパルス（ステロイドの大量点滴）を行うと、やはりしゃっくりを誘発することがあります。

ステロイドパルスは交感神経系の亢進《こうしん》をもたらすため、神経システムのエネルギー負荷が生じ、その結果として横隔膜のけいれんが生じると考えられます。

さらに、昔からしゃっくりを止める方法として、酢を飲む、水を飲む、舌を引っ張る、目をこする、息を止めるといった行為で間接的に迷走神経を刺激すると効果があることは知られています。そして、しゃっくりの患者さんに鼻綿棒を用いてＥＡＴを施すと、なんとその場でしゃっくりが止まるのです。

これは、**ＥＡＴによる迷走神経刺激効果により、神経システムのエネルギー負荷状態が改善されたため**と考えられます。

EATで物理的に迷走神経を刺激できる

さらにくわしく説明すると、迷走神経（第10脳神経）は二〇％が延髄《えんずい》から末梢（心臓、胃、腸などの全身の臓器）に向かう遠心性の運動神経と、八〇％が脳に向かう求心性の感覚神経で構成される混合神経で、頭部、頸部、胸部及び腹部の情報を脳に運びます。

これらの求心性迷走神経は、情報を脳幹の延髄にある孤束核《こそくかく》という部分に伝えたうえで、同じく脳幹（「生きるための脳」）にあるノルアドレナリン作動性ニューロンが豊富な青斑《せいはん》核《かく》、セロトニン細胞が豊富な背側縫線核《ほうせんかく》へと情報が伝わり、次に情動脳（「感じるための脳」）である大脳辺縁系に伝達されます。

そして、この、脳に向かう求心性迷走神経を人為的に電気パルスで刺激して脳の機能を改善しようとする治療法が迷走神経刺激療法（ＶＮＳ）です。うつ病の治療法として米国ではすでに一〇年以上前から米国食品医薬局（ＦＤＡ）が承認しています（↓Ｐ．95）。

上咽頭には求心性迷走神経の受容体が豊富に分布しているため、上咽頭が刺激を受けると、求心性迷走神経線維を伝わり、そのシグナルは迷走神経の中枢である延髄の孤束核に伝達されます。

慢性上咽頭炎があると、炎症部位で産生された炎症性サイトカインなどの神経刺激物質が、持続的に神経の受容体を刺激して、迷走神経系へ負荷を与えることになります。

さらに、重要な点として、孤束核への持続的な刺激は脳にまで伝達され、脳の免疫担当細胞（ミクログリア）を活性化し、その結果、炎症性サイトカインが産生され、脳に炎症が起こるのです。つまり、**慢性上咽頭炎が迷走神経系の過剰な刺激の負荷にとどまらず、脳の炎症までをも引き起こしてしまうというわけです。**

そして、この炎症の結果、大脳辺縁系のセロトニンやノルアドレナリンなどの神経伝達物質が減少してしまい、うつや疲労感などのさまざまな症状を招くというわけなのです。

これに対してEATは、上咽頭をこすることにより、迷走神経を機械的・物理的に刺激して神経系に過剰に蓄積されたエネルギーを放出する治療法であると考えられるのです。

痛みは脳の勘違いで生じる

ここで、〝のどの痛み（咽頭痛）〟を例にあげて説明します。上咽頭には感覚神経としては迷走神経に加えて舌咽《ぜついん》神経の受容体が分布しています。

なお、舌咽神経はのど（喉）、舌の後ろ三分の一から耳にかけての感覚を担っています。

カゼをひいたときなどに「のどが痛い」と感じます。では、この痛みを起こしている震源地はどこなのでしょうか。

口腔内を観察して、口腔の両奥にある扁桃腺《へんとうせん》（正確には「口蓋扁桃」）の白い膿栓《のうせん》を伴った発赤《ほっせき》など、咽頭痛の原因が特定できるのは、咽頭痛を訴える一部の患者さんに限られます。咽頭痛の震源地の大半は、実は痛みを感じるのど（中咽頭や下咽頭）ではなく、鼻の奥の上咽頭の炎症なのです。咽頭痛の原因の約九割は上咽頭炎であるという報告もあります。

実際〝のどが痛い〟と訴える患者さんに鼻から綿棒を入れて上咽頭粘膜の表面を、方向をいろいろと変えながらつつくと「痛いのは〝そこ〟です」という答えが返ってきます。これは、のどにも分布する舌咽神経から伝わる痛みのシグナルを、実際には〝上咽頭〟から出ているのに、〝のど〟からだと脳が勘違いするためだと思われます。

このように、EATで迷走神経と舌咽神経の感覚神経が刺激されるわけですが、いずれも求心性感覚神経を経由したシグナルは脳幹の孤束核に入りますので、EATは、前述した電気刺激による迷走神経刺激療法（VNS）と同様、機械的・物理的刺激による迷走神経刺激療法といえるのです（後述）。

自律神経には交感神経と副交感神経があり、交感神経が刺激されると心拍（脈）は速くなり、副交感神経が刺激されると脈は遅くなります。

皮膚が強くつねられることや打撲、骨折などの「痛み刺激」は、交感神経を刺激するので、通常は脈が速くなります。ところが、ＥＡＴを行うと、強い痛みを感じはしますが、脈はむしろ遅くなります。

これは、ＥＡＴにより、副交感神経である迷走神経が刺激された結果なのです。

米国で認可されている迷走神経刺激療法【ＶＮＳ】

欧米では迷走神経を刺激する治療法としてＶＮＳ（Vagus Nerve Stimulation）がすでにうつ治療法として承認されていますが、日本ではまだ承認されておらず、二〇一〇年に難治性てんかんに対してのみ保険適応になっています。

ＶＮＳは、脳に向かう求心性迷走神経を人為的に電気パルスで刺激して脳の機能を改善しようという治療法で、米国のテンプル大学が最初に着手し、難治性のてんかん治療に効果をあげています。

ＶＮＳが抗けいれん作用を示す正確なしくみは完全にはわかっていませんが、「感じる脳」である大脳辺縁系への影響が治療の効果に関連すると考えられています。

ＶＮＳにおける迷走神経刺激療法は、直径五㎝弱のパルスジェネレータ（電気刺激を発生させる装置）から、首の左側にある迷走神経に電極を巻き付け、一定の間隔でくり返し電気刺激を送ります。これにより、てんかん発作の回数をへらしたり、発作の程度を軽くしたりすることができるのです（➡P．96）。

そして、米国ではすでに一〇年以上前からＶＮＳが、てんかんに加えてうつ病治療に使われていて、その治療効果についてさまざまな知見が得られています。

うつ病に対するＶＮＳの治療効果の特徴の一つは短期間ではあまり効果が見られず、三カ月以上継続することで徐々に効果がはっきりとしてくることです。通常、抗うつ薬は二カ月程度継続すると効果が現れるとされていますが、ＶＮＳはすぐには効果が現れないけれども時間をかけてじわじわと効いてくるといえます。その理由の一つはすでに動物実験では証明されていますが、ＶＮＳにより神経の再生が時間をかけて促されることがあげられます。

ほんの数十年前までは、脳の神経細胞は増えることはないとされていましたが、近年、海馬を中心とする脳の限られた部位では神経細胞が新生するという研究結果が出ています。

電気刺激で迷走神経にアプローチするVNS

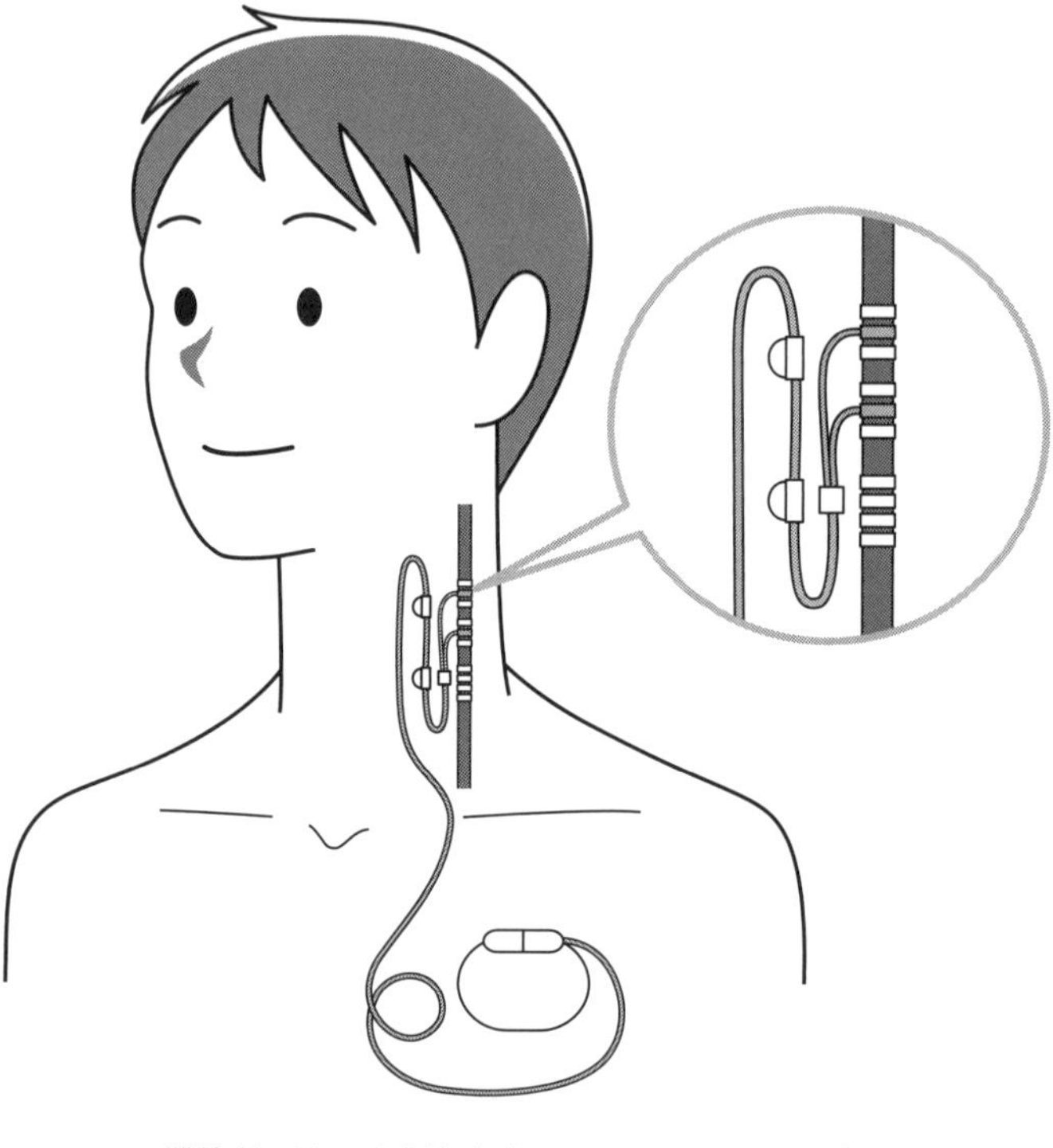

難治性てんかんを治療するVNS。パルスジェネレータを胸部に埋め込む手術により、迷走神経を電気的に刺激し、脳の機能異常や全身の炎症をコントロールするメカニズムを利用した画期的治療法。

ＶＮＳはパルスジェネレータを胸部に埋め込む手術が必要となり、この装置は高額ですが、ＥＡＴによっても類似の効果が期待できると私は考えています。

迷走神経を刺激して脳細胞を増やす

たとえば、過度のストレスで大脳辺縁系にある海馬の神経細胞が減少することが知られていますが、海馬は記憶や精神活動に関連した重要な部位ですから、細胞数がへると機能が低下してうつ病を発症しやすくなります。ＶＮＳは継続することにより減少した神経細胞数を回復させる治療法というわけです。

国内での臨床試験が行われていないため、まだわが国では認可されていませんが、うつ病を発症させた動物実験におけるＶＮＳの効果が発現するメカニズムの研究や、海外におけるうつ病の患者さんの臨床成績などからうつ病、つまり海馬などの大脳辺縁系や視床下部の機能異常に対して、ＶＮＳはある程度の効果が期待できることはどうやら間違いなさそうです。

ＶＮＳの作用のメカニズムですが、ＶＮＳにより短時間で迷走神経の中枢である孤束核や視床下部に神経細胞の活動性が亢進して、さらにＶＮＳを継続すると脳のもっと広い範囲でこのような変化が起こることがラットを使った実験で証明されています。

そして、これは重要なことですが、ＶＮＳを継続することで脳のノルアドレナリンやセロトニンが増加することもわかっています。

また、ＶＮＳ治療中の患者さんでは大脳新皮質のみならず、大脳辺縁系の視床にも脳血流の変化が見られ、視床を介して広範な大脳新皮質活動の修復が行われている可能性も指摘されています。つまり、ＶＮＳで大脳新皮質を広汎に安定化させることで異常興奮性を抑制して、抗てんかん作用が発現するわけです。

また興味深いことにＶＮＳの臨床効果が時間をかけて徐々に発揮されることから、中枢神経系において細胞レベルでの変化が起こっている可能性が推察されています。実際、強いストレスが加わると大脳辺縁系の海馬などの神経細胞が減少してしまうことが知られていますが、ＶＮＳにより同部位の神経細胞新生が促されることが明らかになっています。

さらに、ラットではＶＮＳによって脳の神経細胞数の増加や神経のシグナル伝達に関わるニューロン樹状突起の形態学的な改善がもたらされることも確認されています。

このような基礎的な研究成果からＶＮＳがてんかんだけではなく、うつ病にも有効な治療手段であることが期待されるようになりました。

そして、臨床的にも当初、多数のてんかんの患者さんにVNSを用いた結果、発作の減少とは直接関連せずに、以下のような効果があることが明らかになりました。

・日中の覚醒レベルが上がることにより、QOL（生活の質）が改善する
・記憶、意思決定能力など、高次脳機能が改善する
・感情的に安定し、抑うつ気分が改善する
・小児では行動・知的発達が改善する

特筆すべきは、これらの効果は必ずしもてんかん発作が著明に減少していない場合でも、期待できることがわかってきたことです。このようにVNSの感情面に対する改善効果があることが明らかになったことで、うつ病への臨床応用へと発展し、米国では二〇〇五年にうつ病の治療法としてVNSが認可されたのです。

神経系の過剰なエネルギーを解放

では、迷走神経を刺激するとなぜこうした効果が現れるのでしょうか。

VNSの研究者たちはこれまで言及していませんが、私は、VNSにより神経系に過度に蓄積されたエネルギーが解放されるからではないかと考えています。てんかんは脳の神

経細胞に突然発生する激しい電気的な興奮（神経エネルギーの異常な亢進《こうしん》）により発作が起こるわけですから、VNSがこのエネルギーを放出することで、てんかん発作が起こりにくくなるのではないかということです。そして、このメカニズムがうつ病の患者さんの脳の不調の改善にも関係していると考えられます。

動物は、重大な危機に陥ると背側《はいそく》迷走神経系の過剰反応により無意識に死んだふりをして仮死状態に入ります。そして、死んだふりでうまく逃げおおせたとき、そこから回復すると動物は、ブルッブルッと体を震わせて生体にとどまっていた神経系にたまったエネルギーや恐怖をふるい落とします。

動物には何かのショックの後、こうして体を震わせることでエネルギーを解放するのです。そして、その後はまるで何事もなかったように活動を開始します。

ところが、人間の高度に発達した大脳新皮質は、動物のようなエネルギーの自然な解放を妨げてしまいます。

それゆえ、動物のブルッブルッのようにエネルギーを解放できない人間は、危機的な状況において発動されたエネルギーが、神経システムの中に閉じ込められてしまうことになるのです。

VNSで脳幹に向けた電気的な求心性の刺激をくり返すことで、神経システムに閉じ込められていたエネルギーの放出がもたらされるのではないかと考えられます。

自律神経は三段階で発動する

EATを最初に本格的に臨床に取り入れた堀口申作博士は、交感神経が優位になりすぎている人はEATにより副交感神経に傾き、逆に、副交感神経が優位になりすぎている人は交感神経側に傾くと述べています。

つまり、**EATによって、交感神経優位、副交感神経優位のいずれの異常でも自律神経系のアンバランスが改善される**というのです。

薬の場合は、交感神経側にシフトするか、副交感神経側にシフトするかの、どちらか一方向性の作用のみなので、このEATの両方向性の作用は大変ユニークであるといえます。

しかし当時は、そのメカニズムを説明することは困難でした。

堀口博士の説を強力に裏付ける学説として、ポリヴェーガル理論（多重迷走神経理論）を紹介します。これは、副交感神経には二つの種類があり、トラウマや発達障害などが発現するメカニズムを解明した新しい理論です。

自律神経系には体のアクセルの働きをする交感神経系とブレーキの働きをする副交感神経系の二つの働きがあるというのが従来の見方でした。

一方、系統発生的に副交感神経系の中心となる迷走神経には二種類あり、自律神経系は全部で三つあるとするのが、ポリヴェーガル理論です。

これは一九九六年にステファン・W・ポージェス博士が発表した自律神経と精神のしくみに関する画期的な理論です。

三つの自律神経とはすなわち、交感神経、腹側《ふくそく》迷走神経複合体、そして背側迷走神経複合体です。迷走神経だけではなく、顔の表情や声を支配するほかの神経系とともに形成されているので「複合体」と呼ばれています。

この三つの神経系は、生命の危機の防衛反応において階層的に使われます。

つまり、ストレスで高まる交感神経が体にとって「悪玉」、あるいはリラックスで高まる副交感神経が「善玉」という二つの自律神経系の綱引きではなく、三種類の階層から成り立っているという新しい説です。

解剖学的に少しくわしく説明すると、背側迷走神経複合体は、脳の延髄の迷走神経背側運動核が延髄の孤束核とともに形成されています。

延髄の前面と背面に形成される2種類の副交感神経

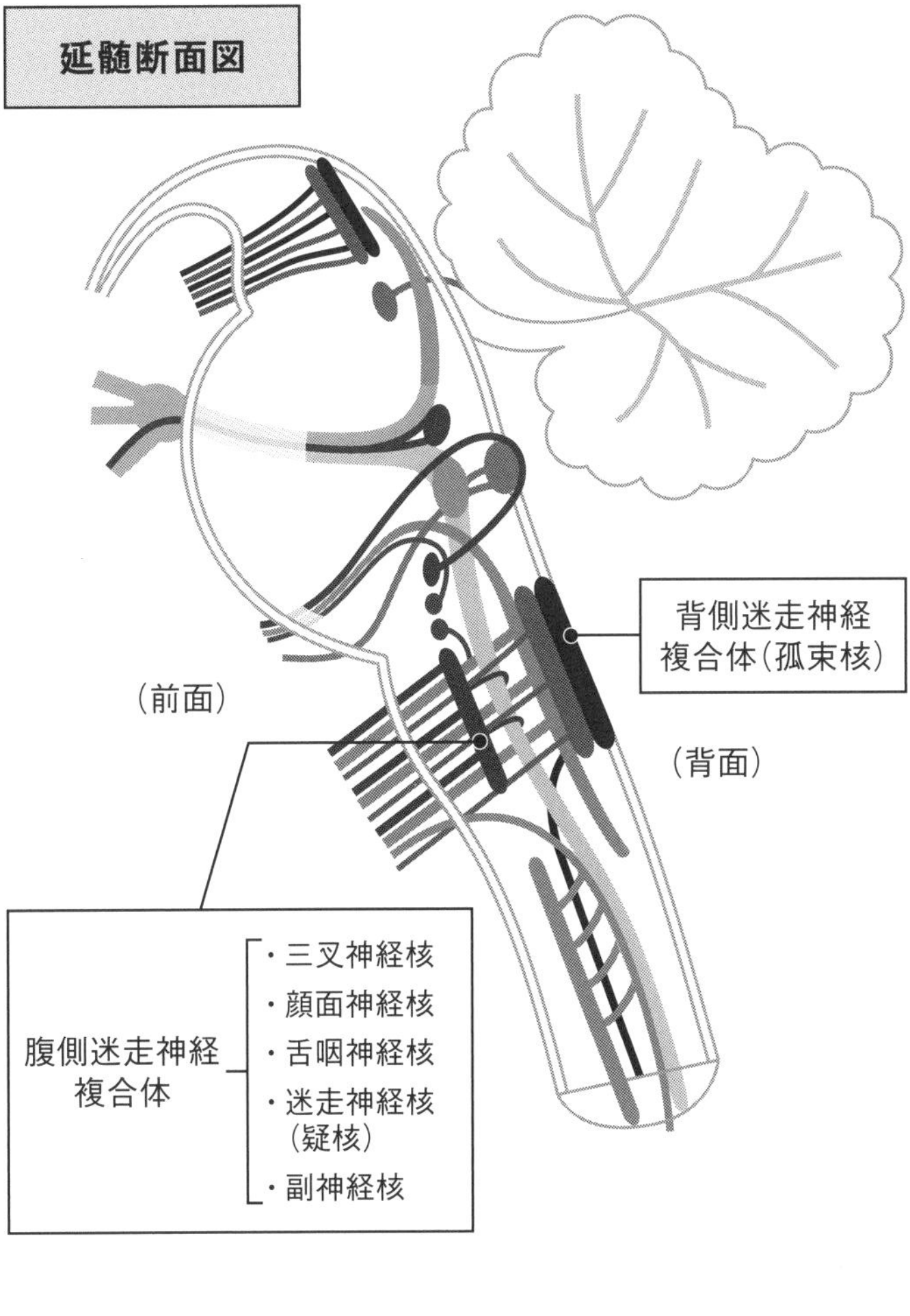

腹側迷走神経複合体は、迷走神経副神経と舌咽神経の神経核である延髄の疑核が三叉神経運動核・顔面神経核とともに形成されています。

背側迷走神経がはじまる迷走神経背側運動核と孤束核は延髄の「背中側」に位置していて、腹側迷走神経がはじまる疑核は「おなか側」に位置しているため、この名前がついています。

「社交→闘争／逃走→死んだふり」で身を守る

背側迷走神経系は、単細胞生物にも存在する最も古い副交感神経系で、適度に働いているとき（哺乳類の場合、この状態では腹側迷走神経系も働いています）は、消化、排泄、生殖機能、体の回復などを司り、いわゆる「リラックス、休息モード」が働きます。

ところが、生命の重大な危機に際してこの背側迷走神経系が過剰反応すると（この状態では腹側迷走神経系も交感神経系も機能がストップしています）、新陳代謝と酸素消費を減らした「シャットダウン、凍りつき」の状態になるとされています。臨床的には呼吸が抑制され、心拍数が下がり、反射的な排便（脱糞）が促されます。

交感神経系は、背側迷走神経系の次に発達した神経系で、体を活発に活動させるときに働く神経系です。緊急時には交感神経系が亢進して、闘うか逃げるかの「闘争／逃走モード」がオンになります。

腹側迷走神経系は、系統発生的には人間を含む哺乳類だけに発達した最新の神経系といわれています。社会的なつながりを促す働きで、支配領域は主に横隔膜より上にあり、目、表情、声質、声帯、口、あご、頭、心臓、気管や肺などに関わって、人と交流するときの「社会友好モード」に使われる神経系です。ポージェス博士はこの神経系を〝社会神経系〟と呼んでいます。

つまり進化論的には、**最古が背側迷走神経系、次に交感神経系、そして最新が腹側迷走神経系（社会神経系）の発達の順**です。ポージェス博士はこの三つの神経系の働き方によって引き起こされる、階層的な防衛反応を提唱しています。

私たちの反応の順位は、より進化の段階の新しいもの、すなわち、社会神経系の反応に最優先順位があります。

社会神経系で適応ができなかったときは交感神経系、そして交感神経の反応で事態に対応できなかったときに背側迷走神経系で反応することになるのです。

たとえば、日常で私たちは第一に社会神経系である腹側迷走神経系を使い、微笑んだり、話したり、声のボリュームを調整したりして、人との社会的なつながりを保っています。

しかし、危険な状態に陥ると、腹側迷走神経系がオフになり、第二の優先順位である交感神経系が活性化して、逃げるか、攻撃するという防衛反応がオンになります。ところが、それもできないとなると、最後に背側迷走神経系が優位となって、体は硬直し「凍りつき、死んだふり状態」になるというように働きます。どれも生き残るための戦略として体が自然に選択する防衛反応なのです。

絶望すると思考停止・行動不能に陥る

健康でおだやかな精神状態にあるときは腹側迷走神経系が自律神経系システムを支配します。

腹側迷走神経系は迷走神経が三叉神経、顔面神経、舌咽神経、副神経の四つの脳神経とともに共同作業を行います。ポリヴェーガル理論では腹側の迷走神経とこれら四つの脳神経を合わせて「腹側迷走神経複合体」と呼び、その神経系を「社会神経系」というユニークな名前で呼んでいます。つまり、これらの脳神経はものを食べたり、酸素を吸ったり、顔の表情を作ったり、話したり、聞いたり、頭を動かしたりすることに関わる神経で、他人と良好なコミュニケーションを築くうえで大変重要な働きをしているわけです。この腹側迷走神経系が正常に機能しているとき、私たちは、ゆっくりとした言葉で話し、おだやかな表情や態度をとることができ、心も落ち着いています。

ところが、危機やストレスにさらされて神経システムへの負荷が大きくなり、脳がこの腹側迷走神経系では対応できないと判断すると、腹側迷走神経系がオフの状態となり、今度は第二の段階の交感神経系が自律神経システムを支配することになります。

交感神経は、闘争（闘う）と逃走（逃げる）の際に働く神経系なので、脳は高い覚醒状態となり、それがイライラや不眠につながります。交感神経系に支配される状態はアクセルを目いっぱい踏んだようなもので、循環器系や呼吸器系を刺激し、動悸、頻脈、血圧上昇や過呼吸を引き起こします。また、消化器系に対しては、キリキリした胃の痛みのほか、腸の動きを抑えるために便秘となります。そして、筋肉は固くなり、副神経の支配を受ける首や肩の筋肉（胸鎖乳突筋と僧帽筋）ではこりが生じます（「首こり・肩こり」）。

そして、闘うことも逃げることもできないような、さらに強い危機やストレスといった、神経システムにとって大きな負荷にさらされると、脳からの指令で交感神経系もオフとなってしまい、何とか生き延びるために、最終手段として今度は三層構造の一番下にある背

EATで腹側迷走神経系の働きを高めれば自律神経は整う

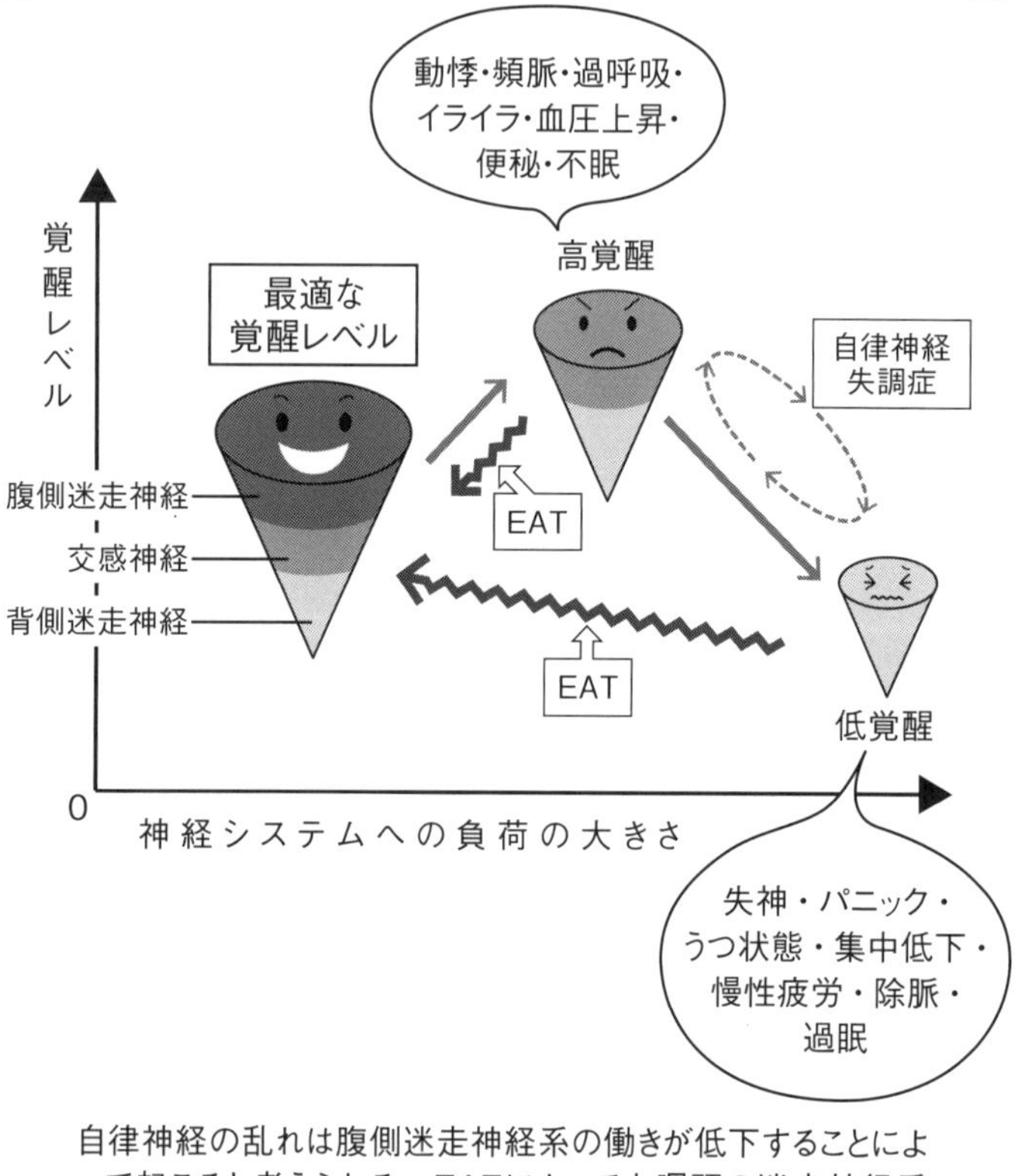

自律神経の乱れは腹側迷走神経系の働きが低下することによって起こると考えられる。EATによって上咽頭の迷走神経受容体を刺激し、腹側迷走神経系の働きを高めると、自律神経のバランスをベストな状態に保ち、整えることが期待できる。
高覚醒（交感神経系の支配）の状態ではEATにより副交感神経側に、低覚醒（背側迷走神経系の支配）の状態ではEATにより交感神経側に自律神経バランスがシフトする。

側迷走神経系がオンになります。

背側迷走神経系は仮死状態と関連する神経系なので、脳は低覚醒の状態となり、失神、パニック、集中力低下、うつ状態を引き起こします。背側迷走神経系の支配下では体は省エネモードになりますので代謝は低下し、脈は遅くなります。

ところで、腹側迷走神経系の支配下では交感神経系と副交感神経系のリズミカルな往復運動が保たれていますが、腹側迷走神経系がオフになると、そのリズミカルなバランスが崩れて、高覚醒の交感神経過剰状態や低覚醒の背側迷走神経がオンになったりする状態が突発的に乱れて生じるようなります。この状態がまさに「自律神経失調症」なのです。

EATは腹側迷走神経系を活性化する治療法

つまり、自律神経の乱れは腹側迷走神経系がオフになってしまうことから生まれるといえます。ですから、自律神経の状態を最適な状態にするには「腹側迷走神経系をオン」にすればよいということになります。上咽頭に豊富に分布する迷走神経の受容体を刺激することで腹側迷走神経系の働きを高める治療であるEATは、オフになった腹側迷走神経系をオンにすることが期待できる治療といえるわけです。

なお、「凍りつき」のときの心理・生理的な症状は、うつ、感情マヒ、無気力、倦怠感、生きていないような感覚、疲弊感、慢性疲労、方向感覚の消失、ある時期の出来事の記憶がごっそりと抜けて思い出せなくなる解離性障害《かいりせいしょうがい》、痛み、血圧低下、消化機能の低下、便秘などです。

ポージェス博士によると、「安全性のレベル」が三つのうちの状態のどれを引き起こすのかを決めるとしています。

前頭葉が脅威と判断したときにはいつも、本能的に第一の段階である社会神経系（腹側迷走神経系）が働く「社会的関与」に向かい、身の回りの人々に声をかけ、助けや支援を求めます。

しかし、だれも助けに来てくれなかったり、危険が差し迫っていたりすると、生体は生存のためのより原始的な方法に立ち戻ります。

それが交感神経系の「闘争／逃走」です。

そして、それもうまくいかないとき、つまり、逃げ出せなかったり、押さえつけられたり、閉じ込められたりしたときには、生体は機能を停止して、エネルギーの消耗をできるだけ少なくし、自らを守ろうとします。いわゆる「凍結」あるいは「虚脱」の状態（腹側迷走神経系も交感神経系もオフの状態）に陥ってしまうのです。

ライオンやチーター等の肉食動物に追われて逃げ切れないときに、動物は無意識に死んだふりをして仮死状態に入ります。そして、死んだふりでうまく逃げおおせたとき、そこから回復すると動物は、身震いをして生体に留まっていたエネルギーや恐怖をふるい落とします。

動物には何かのショックのあと、体を身震いさせてエネルギーを解放することができるのです。そして、そのあとはすっかり回復して、まるで何事もなかったかのように活動するのは前述のとおりです。

ところが、人間の高度に発達した大脳新皮質は、動物のような自然なエネルギーの解放を妨げてしまいます。

つまり、私たち人間は、ショックや凍結状態に入ると、鈍感で無感覚になりますが、そこからの回復は動物のようにすんなりとはいきません。それゆえ、動物の身震いのようにエネルギーを解放できない人間は、危機的な状況において発動されたエネルギーが、神経システムの中に閉じ込められてしまうことになります。

この**うまく解放できずに神経システムに閉じ込められたエネルギーが神経システムの負**

荷となり、結果として自律神経系のコントロールの狂いを生んでしまうわけです。DVの被害者が往々にして加害者から逃げ出せないのは、こうした神経システムの負荷によるものだともいえます。

神経システムに負荷のかかった状態では、腹側迷走神経系がオフになり、過剰な覚醒、すなわち、交感神経が活発に働く興奮状態や、逆に低覚醒、つまり背側迷走神経系が活発化する無感覚な状態になりがちです。このような状態は戦争などでトラウマを受けた心的外傷後ストレス障害（ＰＴＳＤ）で認められることが報告されています。

【効果２：瀉血作用】
悪い血液を抜いて体液の循環をスムーズにする

ところで、ＥＡＴにはＶＮＳにはないメカニズムが二つあります。それはＥＡＴの「瀉《しゃ》血《けつ》効果」です。ＥＡＴのこの効果も、自律神経のトラブルを改善する効果の重要なもののひとつと私は考えています。

重度の慢性上咽頭炎のある患者さんの場合、上咽頭を鼻綿棒で擦過すると例外なく、驚くほどの強い出血が認められます。

ただし、鼻からダラダラと鼻血が流れるという出血ではなく、綿棒の先に血液が付着したり、鼻や口から少量出血したりする程度で、この出血は数分で止まります。

これは、上咽頭では静脈叢《そう》（静脈が細かく枝分かれし、立体的に構成されたもの）が発達していて、炎症があると上咽頭粘膜の下にある静脈叢に強いうっ血が起こることによるものです。そのうっ血のためにパンパンに拡張した静脈叢を綿棒で擦過することにより、出血するわけです。ちょうど、水を入れてふくらませた風船に針を刺すと風船が破裂して水が飛び散って溢れ出るイメージです。

日本で最初に慢性上咽頭炎（当時は「鼻咽腔炎《びいんくうえん》」といわれていました）が注目されたのは、いまから約六〇年以上も前で、現在のような内視鏡の技術はまだありませんでした。

そこで、当時は綿棒でこすったときの出血の程度を炎症の強度と見なしていました。

つまり、出血の程度が重度であるほど炎症の程度が強いというわけですが、これはとても理にかなっていると思います。

炎症でうっ血した静脈やその周りの間質液には神経の受容体を刺激したりするような炎症性サイトカインなどの炎症物質が豊富にあるわけですが、ＥＡＴによる出血（医学的には〝瀉血〟といいます）で、炎症物質が炎症部位である上咽頭の外に排出されることになります。上咽頭のうっ血状態は東洋医学でいう悪い血がたまる「瘀血《おけつ》」にも相当し、EAT によって瀉血としてかき出されるわけです。

これにより迷走神経系への持続的な刺激が解除されることになります。

睡眠中に脳の老廃物を体外へ洗い流す

そして、もう一つ、これも重要なことですが脳には老廃物を運ぶリンパ管がありません。体の老廃物を運ぶ装置として私たちの体にはリンパ系が備わっています。血管が全身に張りめぐらされているのと同じように、リンパ管が全身に張りめぐらされており、この中をリンパ液が流れています。これをリンパ系といいます。このリンパ液は、体の組織と組織の間にある液体（組織間液）が集められたものです。

リンパ管のうち、もっとも細くて組織の内部に入り込んでいるものを毛細リンパ管といいます。毛細リンパ管は、網の目のように全身の組織に張りめぐらされています。

毛細リンパ管は集合して、より太いリンパ管になって、組織の外に出てきます。このリンパ管は、さらに合流し、最後は一本の太い管になって、首の下にある鎖骨下静脈につながっています。リンパ液は、ここから静脈に流れ込みます。

ところで、脳にはリンパ管がありません。そのためアルツハイマー病の原因とされるアミロイドβ《ベータ》をはじめとする脳が作った老廃物は、脳脊髄液がリンパ管の代わりにリンパ液として脳の外に運び出します。脳内の細胞には大きく分けて神経細胞とそれ以外の細胞（グリア細胞）の二種類があり、グリア細胞は神経細胞の栄養補給や脳のバリア機構などさまざまな役割を担っています。

覚醒時には、脳は神経細胞とその隙間を埋めるグリア細胞、血管などでみっちりと埋め尽くされています。そのため、細胞間の隙間が狭いため体液である脳脊髄液の流れも緩慢で、老廃物を押し流すには不十分です。

一方、睡眠中にはグリア細胞が縮んで、神経細胞の周囲に大きな隙間ができ、脳脊髄液が十分流れるようになり、神経細胞を洗い流すリンパ流となります。つまり脳の清掃は夜寝ている間に行われることになります。そのため、睡眠不足だと脳の清掃が行われないために老廃物が脳にたまり、体調不良の原因となるわけです。

脳の外の出たリンパ液はリンパ管に入ります。そして、咽頭はリンパ管網が発達しており、そこは脳から排出されたリンパ液の重要な通り道で、その先は首の奥にある深頸部リンパ節につながります。この通り道の途中にある上咽頭にうっ血が起こると、当然のことながらリンパ液の流れの滞りが生じます。脳から排出された老廃物が通る下水道が詰まるイメージです。

その結果、脳細胞の清掃ができないゴミだまりの状態に陥ります。

この状態が慢性上咽頭炎の患者さんで認められる、神経・内分泌障害と深く関わっていると私たちは想定しています。

そして、ＥＡＴによる瀉血で上咽頭のうっ血状態が改善されると、この部位のリンパ管の滞りが解除されリンパ流が改善し、脳の老廃物が下水道を通ってスムーズに排出されるようになり、脳細胞の機能回復につながると考えられるのです。

原因不明の脳の病気にも期待

興味深い症例を紹介します。

Ｂさん（高校生・男性）は三年前からひどい頭痛のため登校できない状態が続いていました。小児科、脳神経内科、心療内科などいくつもの診療科を回り、ＭＲＩや脳波などのさまざまな検査を受けましたが頭痛の原因は不明でした。ところが二年前に受診した脳神経外科で脳脊髄液の圧が高いこと（脳圧亢進）が判明し、背中から針を刺して髄液を抜く

慢性上咽頭炎が 脳の機能障害も引き起こす

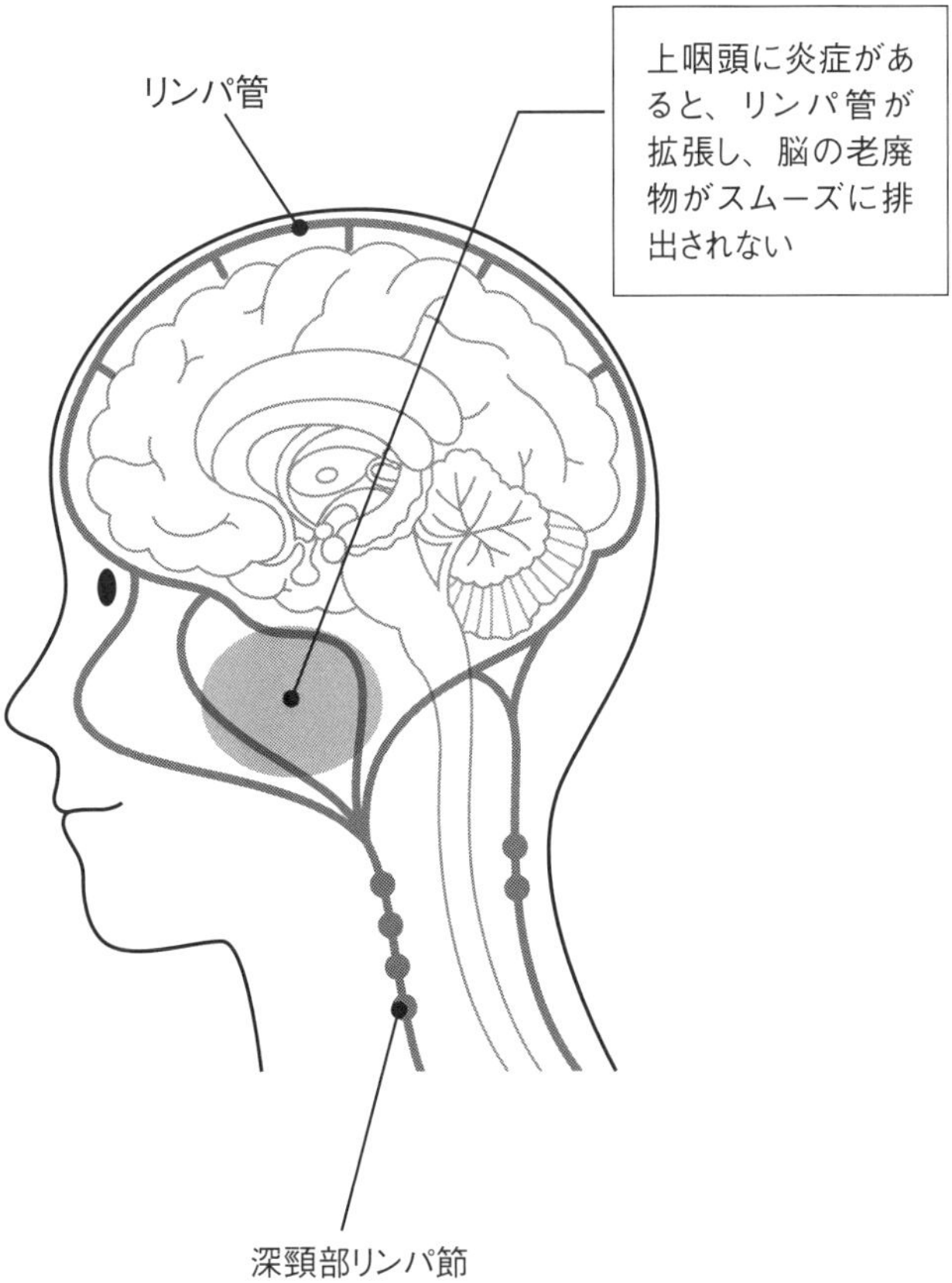
上咽頭に炎症があると、リンパ管が拡張し、脳の老廃物がスムーズに排出されない
リンパ管
深頸部リンパ節

治療（腰椎穿刺《せんし》）を行ったところ頭痛は消失しました。

しかし、残念なことにこの治療効果は長続きせず、しばらくするとまた頭痛が出現してしまい、その都度、背中から針を刺して髄液を抜く必要がありました。Bさんには、脳圧亢進による水頭症《すいとうしょう》はありませんでしたが、度重なる腰椎穿刺をしなくてすむように主治医から手術で腰椎に管を入れて、脳室からおなかの中へ脳脊髄液を流す、一般的には水頭症の患者さんに行う、脳室－腹腔シャントを作ることをすすめられました。

Bさんとお母さんは迷ったあげく、もしかしたら慢性上咽頭炎が原因かもしれないと考え、私の外来を受診しました。

診察したところ激しい慢性上咽頭炎を認め、処置後は口からも鼻腔からもかなりの出血があり、Bさんもお母さんも驚かれました。しかし、鼻血が出ているにもかかわらず、Bさんにもお母さんにも笑顔がありました。長年悩んだ頭痛の根本原因がわかったことと、これで脳神経外科でのシャントを作る手術を受けなくてすむという安堵からの笑顔でした。

翌日、Bさんはスッキリとした表情で外来を受診しました。初回EATのあと、頭痛が完全に消失したことと視野がクリアになったことを実感したそうです。この日は二回目のEATでしたが、やはり強い炎症を認め、口と鼻からの出血が処置後五分ほど続きました。

Bさんは六日間連続のEATで頭痛が完全に消失し、その後、地元の病院に戻り髄液圧を測定したところ正常域に保たれていたとのことでした。

これは脳脊髄液からリンパ管につながる脳の老廃物排出経路と慢性上咽頭炎との関連を示唆する貴重なケースと思われました。これから、もっと症例を重ねて検討する必要がありますが、もしも、このような現象がBさんだけでなく、普遍的なものであれば、EATが認知症の原因にもなるとされる「正常圧水頭症《せいじょうあつ》」をはじめとする原因不明の脳疾患の臨床応用につながる可能性があるのではないかと期待しています。

また、別の患者さんから、EATを続けたところ、頭のぶよぶよした感じがなくなって引き締まり、顔が小さくなって首がほっそりしたとの報告を受けました。

この方も、頭部から上咽頭をへて深頸部リンパ節に流れるリンパ管の流れがよくなり、頭部や頸部の表面に滞るリンパ液が減少したためと思われます。

気《き》の滞りにも注目

現在では医学のテクノロジーが進歩し、脳局所の炎症や血流を客観的に捉えることができるようになりましたが、神経系にたまったエネルギーを測定する技術は残念ながらまだありません。機械を使って数値化したり、画像診断で可視化したりできないものは医学の世界では認められ難く、定量化できない〝エネルギー〟に関する「神経系に過剰なエネルギーがたまる」という概念そのものが現代医学では欠落しています。

ですから「神経系の過剰なエネルギー放出」などという理屈は現状の医学界では残念ながら通用しそうにありません。

とはいえ、医学の進歩には科学的根拠がないからといってやみくもに存在を否定するのではなく、「人知のまだ及ばない真実があるのかもしれない」と関心を持つ謙虚な姿勢が必要なのだと日々の臨床を重ねるなかで感じています。

一方で、東洋医学には「気」（生命のエネルギー）という概念があります。東洋医学というと西洋医学の代替医療というマイナーなイメージがありますが、将来、東洋医学に科学的根拠を見出して「気」の概念を西洋医学に取り入れることができたら、医学・医療のイノベーションにつながると思います。

ところで、西洋医学の先進国であるドイツには二〇世紀にパウル・シュミット博士が創始して発展させた波動医学という分野があり、その本質はエネルギー医学で「気」と同様のものです。自然界に存在する「波動」を用いて、体の「気」の滞りを解消し、本来の流れに整えていくのが波動医学です。

その前提として、すべてのものは固有の波動を持っていて、全身に六〇兆個あるとされる細胞の一つ一つに、「生命力を与えているエネルギーの流れ」があるとしています。東洋医学でははるか昔からそれを「気」と呼び、流れを整えることで生命力を活性化する方法を追求してきました。つまり、「生命エネルギー」＝「気」というわけです。

波動医学では人体を構成する臓器や神経にはそれぞれに固有の周波数があるとしています。西洋医学の診断は、細胞を採取して細胞の形態、タンパク成分、ＤＮＡなどを観察しようとするのに対し、波動医学は細胞が出す波を観察しようとするのが診断法の基本になります。

実際には、波動医学では共鳴現象を利用した周波数を検知する機械を用いて体の中のエネルギーの流れの滞りの部位を判断します。

そして、波動医学の治療は一歩進んで、この共鳴現象を利用して体に波動を送り「気の滞り」を解消しようとするものです。

不定愁訴が波動治療で一気に改善

都内に住むCさん（四十代・女性）は税理士として多忙な日々を送っていました。健診で血尿とタンパク尿が指摘され、近くの総合病院で腎生検を受けたところIgA腎症《じんしょう》と診断されました。そして、IgA腎症の根治治療である扁摘《へんてき》パルスを行ったところ、腎症が比較的早期の段階だったこともあり、半年後には血尿もタンパク尿も陰性化しました。

しかし、このころから全身倦怠感が強くなり、休職を余儀なくされたCさんは、全身倦怠感の原因が「扁摘パルスを行ったこと」と考え、扁摘パルスの経験症例数が多い私の外来をセカンドオピニオンで受診したのです。当時、すでに心療内科から抗うつ薬や精神安定薬を処方されていました。

診察したところ、激しい慢性上咽頭炎を認めました。慢性上咽頭炎と自律神経系の関連、さらには全身倦怠感が改善する可能性を説明したうえでEATの継続をすすめましたが、頑として聞き入れず、結局治療は一回で終わりました。

それから三カ月後、元気を回復した笑顔のCさんが再度私の外来にやってきました。聞くと、「波動治療を受けたところ、倦怠感が改善した」というのです。

この出来事は私にとって衝撃でした。それまでの私の医学常識の範囲では理解困難な話でしたが、見違えるほど元気になったCさんが私の目の前にいるのは間違いない事実です。そこで、資料を取り寄せたり、関連するセミナーに参加したりして情報収集に努め、半信半疑ではありましたが少なくとも患者さんに害を与えることはなさそうなので、自分でドイツ振動医学推進協会（http://www.vereinigung-schwingungsmedizin.de/en/）が推奨しているエネルギーの滞りを計測する器具（商品名レヨコンプ）を購入して、了解の得られた慢性上咽頭炎の患者さんに無償で試してみることにしました。

鼻咽頭と自律神経系にエネルギーが停滞

レヨコンプを用いて、まずは全身の臓器や体の部位数十カ所でエネルギーの滞りがあるかどうかを調べてみると、驚くべきことに咽頭痛や咽頭違和感などの咽頭の症状の有無とは関係なく、さらには自律神経調節障害の程度とは関係なく、ほとんどの慢性上咽頭炎の患者さんで「鼻咽頭」と「自律神経系」にエネルギー（気）の滞りが検出されたのです。

つまり、患者さんは鼻やのどに自覚症状がなく、そのうえ血液検査でも炎症反応はないにもかかわらず、ＥＡＴでは激しい慢性上咽頭炎が確認され、レヨコンプで鼻咽頭と自律神経系に気の滞りが検出されたということです。教科書には載っていませんが、そこには現代の医学常識がまだたどり着いていない重要な真実があるように感じています。

ところで、「体のどこかに滞ってしまったエネルギーを薬で治す」という概念は西洋医学にはありませんが、東洋医学には瀉血（出血させる方法）や鍼治療により「閉塞した気の流れを解放する」という概念があります。EATによる体の不調の改善には、「ストレスや神経への慢性的な炎症刺激で自律神経系にたまってしまったエネルギーを放散する」という作用が働くのではないかと私は考えています。

上咽頭は脳に向かう求心性迷走神経の受容体が豊富に分布しています。したがって、その上咽頭の表面を綿棒で擦過することで迷走神経を刺激することができるわけです。VNSが電気刺激を使って迷走神経を刺激する治療であるのに対して、EATは機械的・物理的に迷走神経を刺激する治療ということができます。

精神医療の今後の課題と展望

慢性上咽頭炎が自律神経系へ及ぼす影響、そして、EATが自律神経失調症を改善するメカニズムを考えるうえで迷走神経という共通項を持つ「VNS」と「ポリヴェーガル理論」は重要なキーワードです。しかし、私が不思議に感じていることが一つあります。VNSに関しては米国が国をあげて研究を支援していることもあり、すでに約二〇〇〇報の論文が報告されており、中にはポリヴェーガル理論と特に関係が深いとされるPTSDに対する有効性を示唆する報告もあります。しかし、VNSの論文でポリヴェーガル理論に言及したものは私の調べた限りありません。

一方、ポリヴェーガル理論に関する論文も一〇〇報近く報告されていますが、治療手段としてVNSにまで言及したものは見つかりませんでした。

これはVNSの研究者が最新のテクノロジーを駆使して神経伝達物質や機能性脳画像などの定量化や可視化が可能な科学的な分析に焦点をあてていますが、ポリヴェーガル理論の扱う神経系エネルギーの問題などは現在の医学技術をもってしても、その科学的な評価が容易でないことと関係しているのかもしれません。

しかし、もっと大きな原因が別にあるように感じています。

うつ病などの精神科が行う治療には薬物療法と精神療法（心理療法）があります。

精神療法とは、物理的・科学的手段に拠らず（薬物などを用いずに）、対話や訓練などを通して認知と行動に変容をもたらすことで、精神疾患や心因性疾患の治療や援助、心理的問題の解決、あるいは精神的健康の増進を図ろうとする理論と技法の体系のことです。フロイトによる有名な精神分析療法や、行動療法、作業療法なども精神療法の一つです。

私は腎臓内科医で精神科は門外漢です。門外漢だからこそ感じることかもしれませんが、薬物療法を行う分野と精神療法を行う分野にはちょっとした隔たりがあるように感じています。神経疾患を扱っているＶＮＳの研究者は、その解析方法などからその立ち位置は薬物療法を治療手段とする脳神経内科医に近いと感じます。

一方、ポリヴェーガル理論が脚光をあびているのは精神療法の分野なのです。それゆえ、この二つのキーワードが交わることがないのではと想像しています。

私自身の反省も込めて自分の専門分野の外の世界は「視れども見えない」というのはどの分野の専門家も同じなのかもしれません。まさに「木を見て森を見ず」です。

なお、科学的な検証により分子レベルのメカニズムが明らかになっているＶＮＳではありますが、神経系エネルギーという視点でのアプローチはされていません。

また、ポリヴェーガル理論は、現状ではあくまでも仮説であり、情動脳である大脳辺縁系や自律神経システムの機能異常の説明には好都合でも、科学的な実証には十分とはいえず、閉じ込められた神経系エネルギーの解放の証明や治療手段に関しては今後の課題です。

第三章

自分でできる！
上咽頭の鍛え方

上咽頭を守り鍛える三つの方法

鼻奥まで丸洗いできる【①鼻うがい】

常に細菌やウイルスに接していて、じめじめと湿っている上咽頭は、炎症を起こしやすく、ストレスに弱い場所です。上咽頭はいつもクリーンな状態に整えておきましょう。

そこでおすすめなのが、上咽頭を含めた鼻腔全体を直接洗い流す「鼻うがい」です。鼻腔《びくう》全体のほこりや花粉などのアレルゲンを洗い流すことができますし、鼻の粘膜も洗うことができますから、鼻詰まりなどの不快感も解消できます。

のどからのガラガラうがいよりもカゼの予防効果が高く、おすすめです。

のどのうがいでは、細菌やウイルスの門番である上咽頭まで届かず、表皮がウイルスなどを捕捉する繊毛上皮《せんもうじょうひ》ではなく、扁平《へんぺい》上皮で覆われた中咽頭を洗っているにすぎないからです。ほこりや病原菌が付着しやすいのは、上咽頭であって中咽頭ではありません。

鼻うがいの洗浄液は、水ではなく生理食塩水を用います。水は浸透圧が低いため、ツンとした痛みや刺激をもたらします。一日一〜二回の鼻うがいを習慣づけるといいでしょう。

鼻うがいの上手なやり方

体液と同じ浸透圧である生理食塩水（水500mlに小さじ2/3程度の食塩をよく溶かしたもの）と、鼻の穴に差し込めるようなノズルのついたプラスチックのボトルを用意します。鼻うがい専用のキットを使うと手軽に習慣づけられます（↓P．133）。

生理食塩水はその都度作るようにし、作り置きはしないようにします。やり方は、できるだけ前かがみになり、片方の鼻から生理食塩水を入れ、もう片方の鼻から出すのを、左右の鼻で行います。これを二回くり返します。

なお、鼻から入れた生理食塩水は、口から出してもかまいません。

また、容器を押しながら生理食塩水を鼻に流し込むとき、「エー」と声を出しながら行うとスムーズに鼻うがいができます。どちらでもやりやすい方法を見つけて習慣づけてみてください。鼻うがいのあとは片鼻ずつ軽く鼻をかみましょう。鼻に残った水が気になるときは、頭を下に向け、軽く左右に振ると取り除けます。

鼻全体を洗ってスッキリ！
鼻うがいのやり方

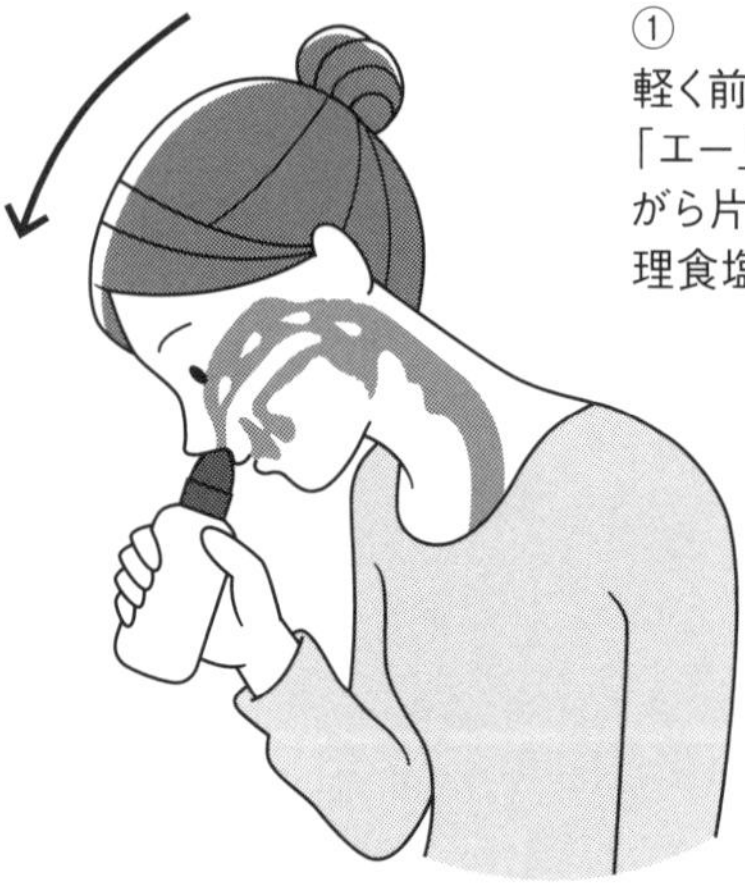

①
軽く前かがみになり、「エー」と声を出しながら片方の鼻から生理食塩水を注入する

②
もう片方の鼻から生理食塩水を出す（口から出してもよい）。これを2回くり返す

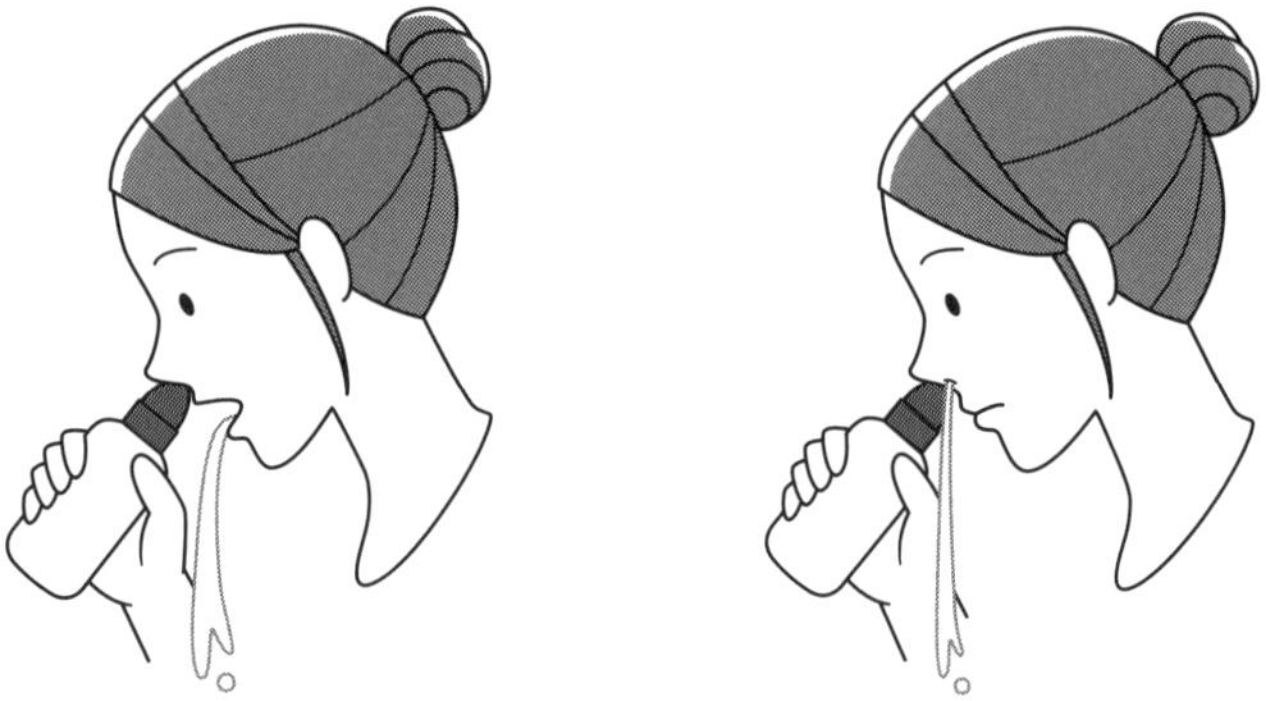

上咽頭だけをピンポイントで洗浄【②上咽頭洗浄】

上咽頭をピンポイントで洗浄する「上咽頭洗浄」を紹介します。

「上咽頭洗浄」という言葉になじみのない方が多いと思いますが、鼻うがいより手軽にできるのでおすすめです。

体勢が鼻うがいとは異なり、頭を斜め上に向けて行います。少量（一回あたり両鼻で4ml）の生理食塩水を用いて、ピンポイントで上咽頭を洗浄できますから、簡単で違和感もなく、日常的に上咽頭をクリーンな状態に保てます。起床時と帰宅時か就寝前の朝晩二回行うといいでしょう。

鼻から入れた液体は口から吐き出してもけっこうですが、量が少ないのでそのまま飲み込んでも問題ありません。

生理食塩水での上咽頭洗浄で効果が不十分の場合は、抗菌性の高い洗浄液を活用する方法もあります（↓P．134）。

梅エキス由来の「ミサトールリノローション」という商品が市販されていますので、利用するといいでしょう。

上咽頭洗浄のやり方

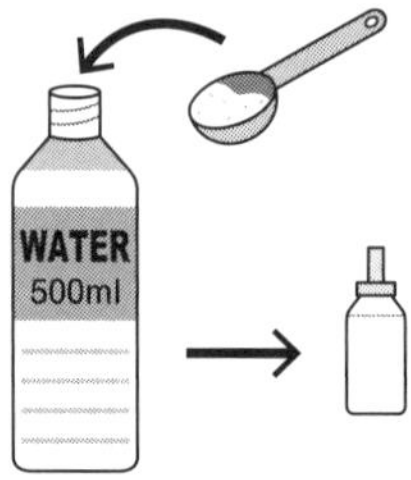

①
生理食塩水を小さめのプラスチックボトル（押すと水が出る容器など）に入れる

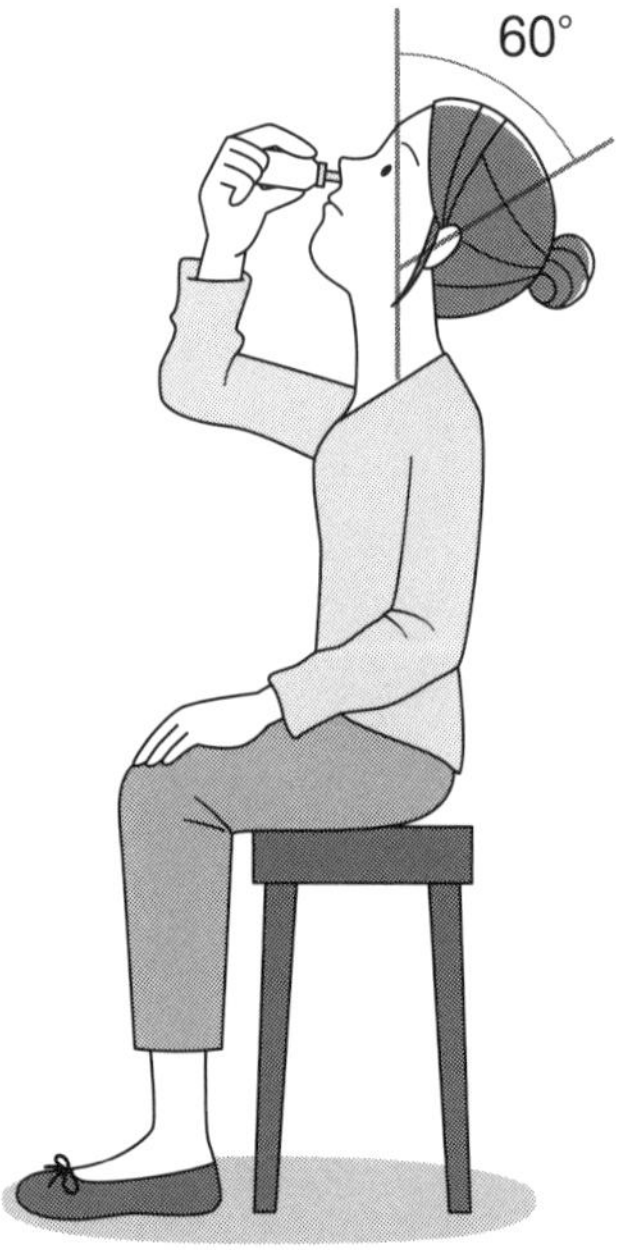

②
イスに座り、頭を60度以上後ろに倒し、片方ずつ両鼻に各2ml程度入れる

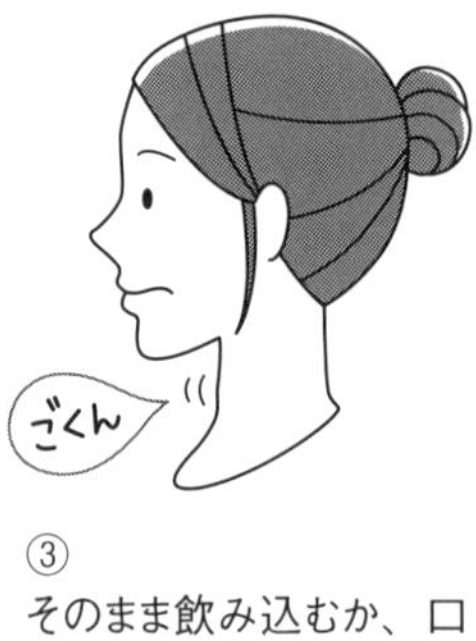

③
そのまま飲み込むか、口から吐き出す。これを2回くり返す

便利なおすすめグッズ

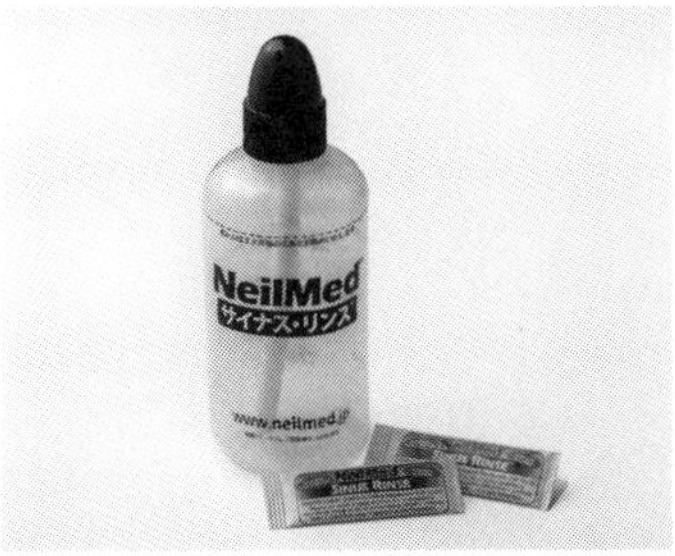

鼻うがいに

サイナス・リンス

ボトル容器に洗浄液を入れて鼻腔に当て、軽くプッシュして洗い流す鼻うがい専用キット。

㈷ニールメッド・ファーマスーティカルズ（株）
0120-41-3173

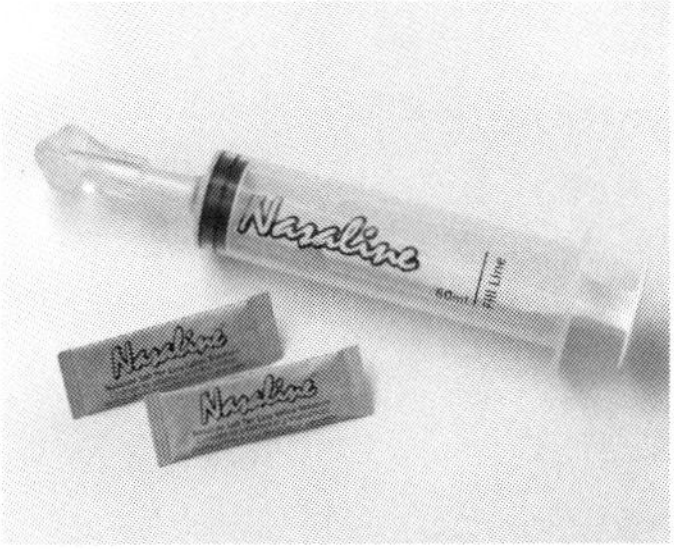

ナサリン

スウェーデンの耳鼻科専門医が開発。注入器に洗浄液を入れて鼻腔に差し込み、洗い流すタイプ。

㈷（株）エントリージャパン
☎03-5362-3383
info@entry-japan.com

※各社から１回分の洗浄液が作れる小分けにされた粉末も市販されている。

・ミサトールリノローション

殺菌作用や抗炎症作用のある青梅の搾り汁を加熱濃縮させた梅エキスを使い、しみないように上咽頭洗浄専用に作った洗浄液。㊐アダバイオ㈱☎0120-870615

首の後ろは絶対に冷やさない【③首を温める】

首が冷えてうっ血すると、上咽頭の炎症を招きます。ふだんから首の大きく開いた服装は避け、ストールなどを活用して首を冷やさないよう心がけましょう。

首の後ろを温めると、上咽頭の周辺の血行がよくなり、慢性上咽頭炎特有のうっ血状態が改善します。また、首の周りの筋肉の緊張もほぐれて首こり・肩こりもやわらぎます。

首の後ろを温める便利な道具としておすすめなのが、ゴム素材でやわらかい、昔ながらの湯たんぽです。

湯たんぽにお湯を注ぎ、タオルで包むなどして首の後ろに当てて上向きになります。すると、五分程度で鼻の通りがよくなることが実感できるでしょう。

首や肩の筋肉の緊張がゆるみ、血流がよくなることで首こりや肩こりも改善します。

そのほか、電子レンジで温めるネックウォーマーや使い捨てカイロを利用するネックウォーマーなど、さまざまな商品がドラッグストアなどで市販されていますから、利用するといいでしょう。

また、夏の暑い時期に首を冷やすタイプの湿布やグッズは、一時的には熱を冷まして気持ちよく感じても、体調不良の原因を作ります。

額や首の前の大きな動脈の部分を冷やすことは問題ありませんが、汗をかくような暑い日でも、首の後ろだけは冷やしてはいけません。夏場に冷房で体調を崩す原因として、首の後ろの冷えは重要で、慢性上咽頭炎の悪化につながります。

口呼吸を改善する二つの方法

口輪筋《こうりんきん》をストレッチ！【①かっいうべ体操】

私たち哺乳類は本来、鼻から呼吸をするようにできています。鼻は天然の空気浄化装置で、空気を浄化し、温め、加湿します。そのため、鼻で呼吸ができていると、上咽頭にとってやさしくキレイな空気を取り入れることができます。

一方、口呼吸を続けていると、口の中が乾燥しやすくなり、唾液が出にくくなって口中に残った食べ物のカスなどが落ちにくくなり、口腔内に細菌が付着しやすくなります。また、ほこりやウイルスなどを含んだ汚れた空気の一部が直接上咽頭に流れ込み、それが刺激になって上咽頭に炎症を引き起こします。

ここで、自然に口を閉じた状態で、あなたの舌の先の位置を確認してみてください。

舌の先が下の前歯の裏ではなく、上あごのセンターにある浅いへこみについていれば、

口周りを鍛えて舌の力をつける「かっいうべ体操」

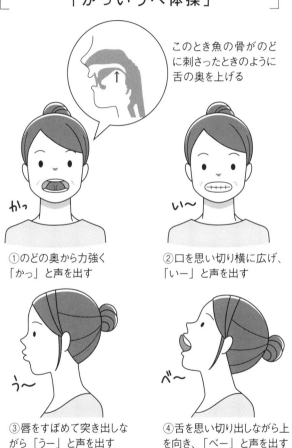

このとき魚の骨がのどに刺さったときのように舌の奥を上げる

①のどの奥から力強く「かっ」と声を出す

②口を思い切り横に広げ、「いー」と声を出す

③唇をすぼめて突き出しながら「うー」と声を出す

④舌を思い切り出しながら上を向き、「べー」と声を出す

①〜④を30回くり返す

舌が正しいポジションにあり、自然と鼻呼吸になっていることを示しています。

口呼吸の習慣のある人は、舌の先がどこにも触れていないか、下の前歯の裏についていて、舌の位置が本来の正しい位置よりも下がっています（低舌位《ていぜつい》）。舌の横にギザギザの波形の跡がついている人や、とくに舌が下の前歯についている人の多くは重度の口呼吸といえます。

うつや慢性疲労症候群の患者さん、感情の起伏の激しい人は、口角が下がっているだけでなく、舌の位置が後方に引っ込み、下方に下がっていることが多く見られます。つまり、口呼吸の習慣のある人のほとんどに重度の慢性上咽頭炎が見られるということなのです。

さらに、舌の位置や動きが、脳の機能と密接な関係があることが、以前より指摘されています。ふだんから舌のポジションが上あごのセンターに当たるよう、意識してトレーニングし、口呼吸の改善に努めましょう。

また、口の周りの口輪筋は、口の開閉に関わる筋肉です。これがゆるむと口呼吸を招きますので、口輪筋をほぐしてやわらかくする「かっいうべ体操」を紹介します。ポイントは、口を開けたときに同時にしっかり「かっ」「いー」「うー」「べー」と発すること。口元を引き締め、舌の力を強化すれば、鼻呼吸がしやすくなります。

この体操で、口呼吸の人に特有の低舌位が改善します。さらに、この体操は口呼吸を直すだけでなく、表情筋のトレーニングにも役立ちます（↓P．142）。したがって、腹側迷走神経系を高めることにもつながります。一日三〇回行うといいでしょう。

睡眠時の口呼吸を防ぐ【②口テープ】

日中は意識的に鼻呼吸ができていても、睡眠時に口呼吸になっている人は少なくありません。上咽頭は口呼吸にひじょうに弱い場所ですから、慢性上咽頭炎を改善するためには睡眠中も鼻呼吸の状態をキープしましょう。

近年、さまざまな就寝時の口テープが市販されていますから、利用するといいでしょう。もっとも手軽でおすすめなのは、紙絆創膏《ばんそうこう》を切って、寝るときに唇を閉じて縦に貼る方法です。不織布製のやさしくはがせて肌への刺激の少ない商品がおすすめです。

「カゼかな？」と思ったら、ひどくなる前にこれらのセルフケアをして早めに床に就けば、たいていは翌朝には症状が軽減しているはずです。私はここ一〇年、これらを習慣づけたところ、ひどいカゼにかかったことはありません。

腹側迷走神経系の働きを高める三つの方法

口腔内をキレイに保つ【①しっかり歯磨き】

腹側《ふくそく》迷走神経系は三叉神経や顔面神経などの脳神経と連動します。それゆえ、これらの脳神経を適度に刺激することは、腹側迷走神経系の働きを高めるうえで役立ちます。

三叉神経の感覚神経を刺激する一つの方法が「しっかり歯磨き」です。

おすすめなのは、寝る前の八分間ケアです。就寝中は殺菌作用のある唾液の分泌がへるため、起きているときよりも口腔内細菌が増えやすくなるからです。

歯肉を傷つけないよう、やわらかめの歯ブラシを用意し、軽いタッチで五分間歯を磨きます。ポイントは、歯に対して斜めにブラシの先を当て、小刻みに動かすことです。

そして、歯肉を歯ブラシで念入りにマッサージするようにブラッシングすることが重要です。歯肉のブラッシングが副交感神経の刺激になるとされています。

副交感神経を刺激する【しっかり歯磨き】

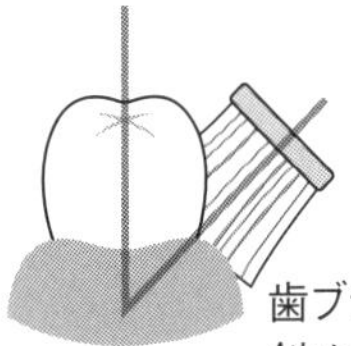

歯ブラシは
斜めに当てる

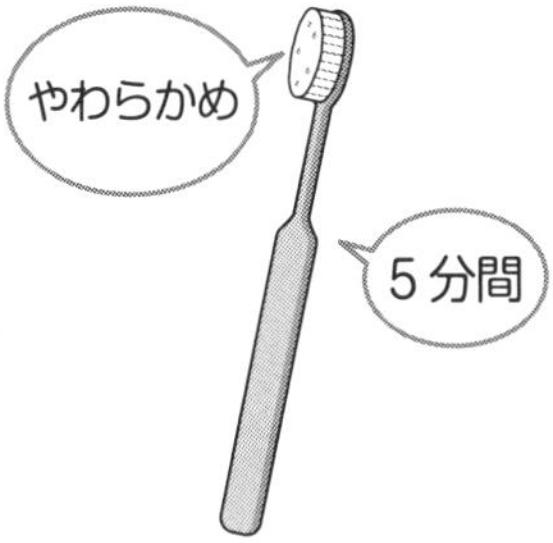

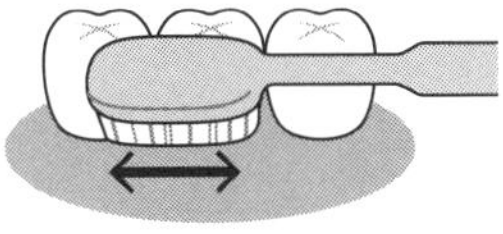

力を入れずに歯肉を
念入りにブラッシング

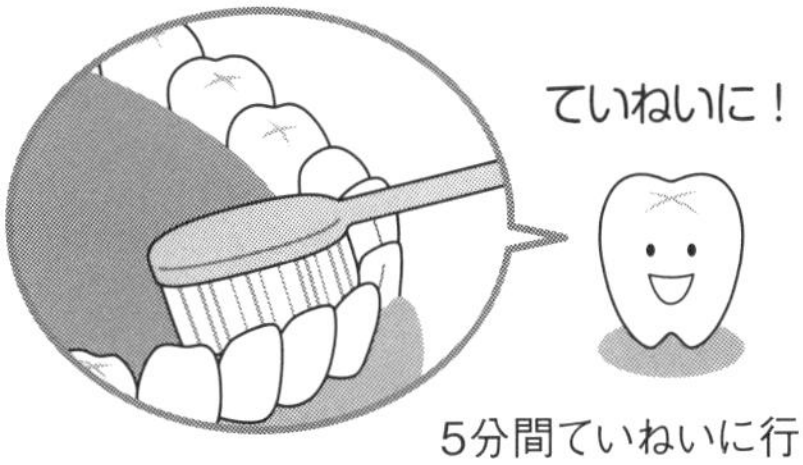

5分間ていねいに行う

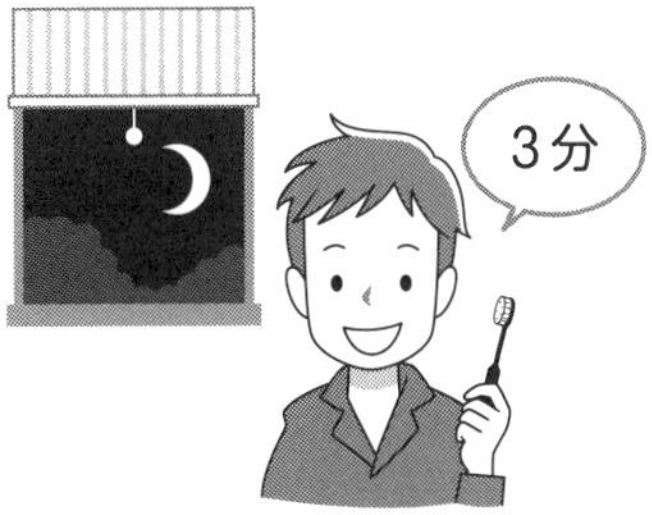

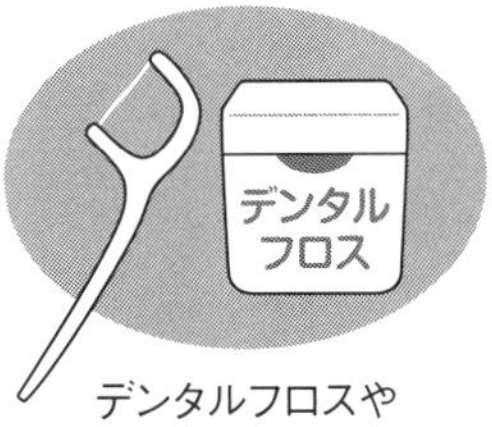

デンタルフロスや
歯間ブラシなどで
歯間の汚れを取り除く

とくに下あごの前歯の裏は磨き残しが多く、歯垢《しこう》がたまりやすい場所ですから、ていねいに磨いてください。

歯磨き後は、デンタルフロスや歯間ブラシなどを使って、歯と歯の間の汚れをかき出すように除去します。三分程度かけてすべての歯と歯の間をていねいにブラッシングしましょう。一日一回、寝る前に毎晩行うことを習慣づけるといいでしょう。

腹側迷走神経系を刺激する【②笑顔筋ほぐし】

笑顔になることは、腹側迷走神経系を刺激します。

腹側迷走神経複合体は、迷走神経と舌咽《ぜついん》神経の神経核である延髄《えんずい》の疑核が三叉神経運動核・顔面神経核などとともに形成されています（↓P．102）。

つまり、表情を支配する脳神経である顔面神経も重要な働きを果たしているのです。

実際、腹側迷走神経系がオフの状態の人の場合、口角が下がり、表情の変化が乏しいのが特徴です。

したがって、腹側迷走神経系の機能を上げて適切な覚醒状態の領域を広げるためには、**腹側迷走神経系が刺激されるような表情を作ればよい**といえます。

笑顔筋ほぐしで 腹側迷走神経系を刺激

笑顔で鍛えられるおもな筋肉

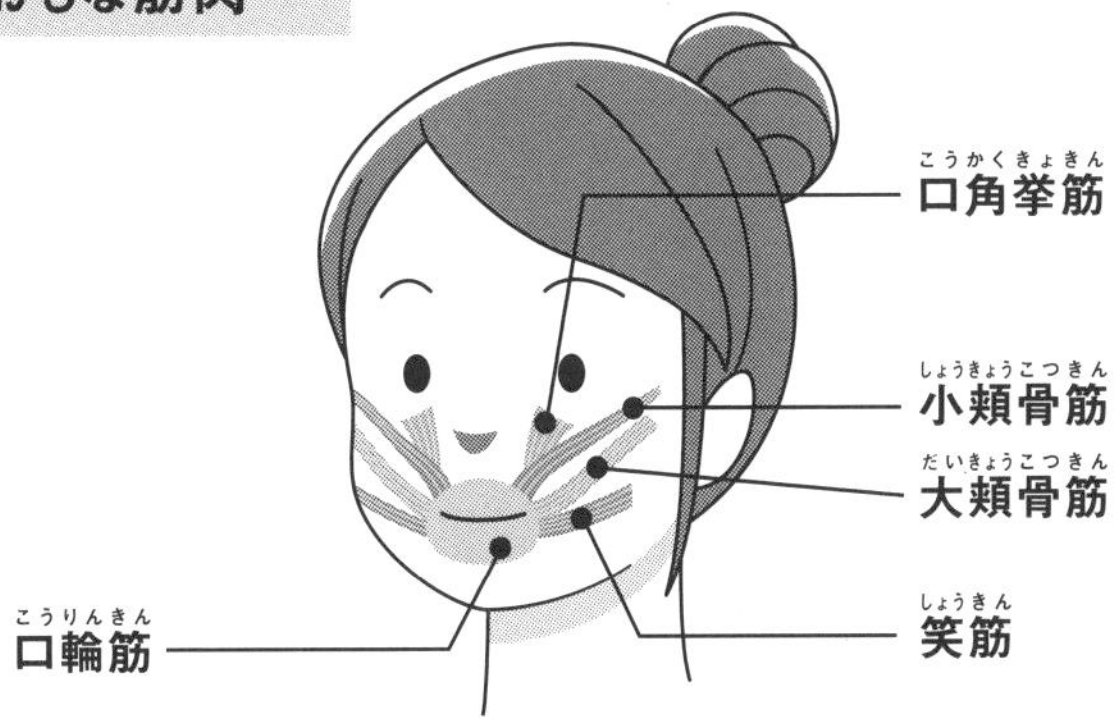

笑顔筋ほぐし

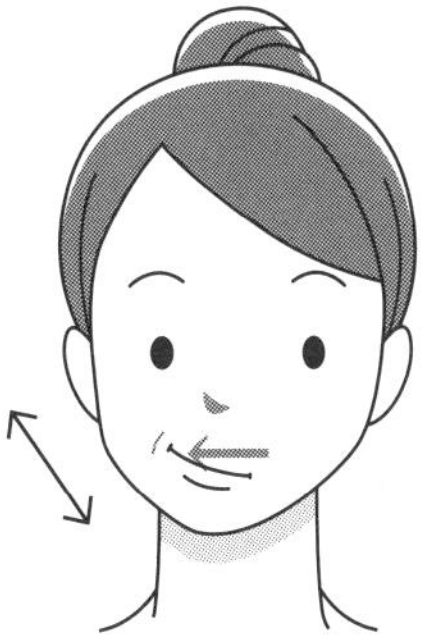

①
唇全体を一気に片側へ寄せ、ほおからあご先までをのばして５秒静止

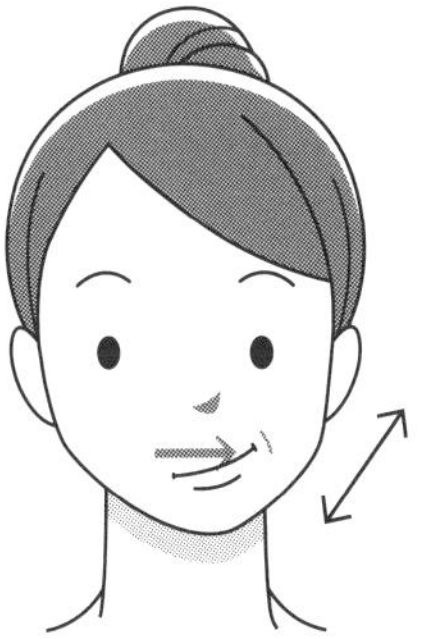

②
元に戻し、反対側も同様に行う。これを10回くり返す

そのために一番簡単なのでは笑顔になることです。とくにうれしくなくても、作り笑いでかまいません。興味深いことに、扁桃体《へんとうたい》は自然な笑顔と作り笑いの笑顔の区別ができないとされています。

気持ちが落ち込み、気分がふさいで疲労感を感じているとき、私たちは口角が下がった表情になります。

一方、「楽しい」と感じていると、表情筋が動いて「笑顔」になります。

そして、「楽しいから笑う」の逆のアプローチが有効なのです。

「笑顔」を作る→表情筋が動く→情報が大脳辺縁系の扁桃体を刺激する→楽しいという感情がわくというアプローチです。

自然に笑顔を作るポイントは、表情筋を鍛えること。とくに、口の周囲やほおのあたりにある表情筋を意識して動かすことで、笑顔を作りやすくなるはずです。

表情筋が固くこわばっていると、なかなかスムーズに笑顔を作ることができません。

ふだんから口の両わきの〝笑筋〟さらに口の上の〝口角挙筋〟などを意識してストレッチしておきましょう（→P．143）。このストレッチを朝晩習慣づけるとともに、意識して笑顔になるよう心がけましょう。

一日に何回でもよいですから、笑顔を作ることで腹側迷走神経系の働きを高めましょう。

弱った腹側迷走神経系を活性化する【③僧帽筋《そうぼうきん》リリースストレッチ】

肩こり、上背部の重苦しさは、腹側迷走神経系の働きが低下しているサインです。肩こりや上背部の症状に関連するのが、僧帽筋のこりです。

僧帽筋は、上部・中部・下部の三つの部位からなり（↓P．54）、腹側迷走神経複合体の一つである副神経によって支配されています。

そこで、僧帽筋をストレッチでゆるめることが、弱った腹側迷走神経の機能を回復させることにつなげます。

僧帽筋をパーツ別にていねいに刺激することで、僧帽筋を効率よくトータルでゆるめることができます。

僧帽筋上部↓中部↓下部の順で、動きに合わせて鼻呼吸をしながら行うといいでしょう。入浴後などに習慣づけると、自律神経のコントロールに役立ちます。

僧帽筋リリースストレッチ

A：僧帽筋上部をほぐす

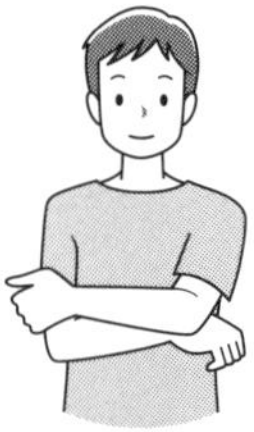

①正面を向き、右ひじを左手でつかむ

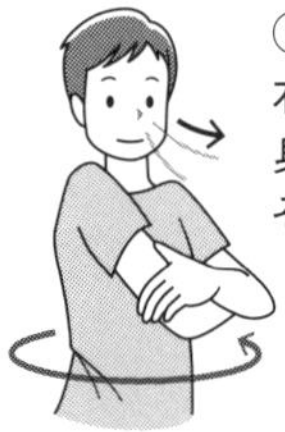

②鼻から息を吐きながら右ひじを引っ張り、上半身を左にゆっくり回し、そのまま５秒静止する

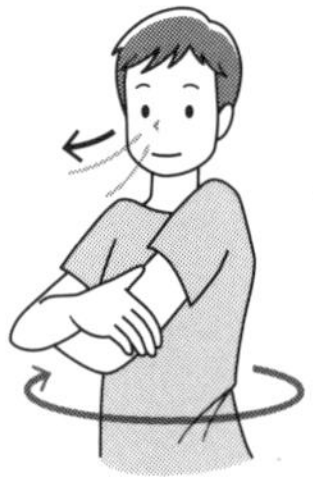

③息を吸いながら正面に戻し、今度は右手で左ひじをつかみ、鼻から息を吐きながら上半身を右にゆっくり回し、そのまま５秒静止する

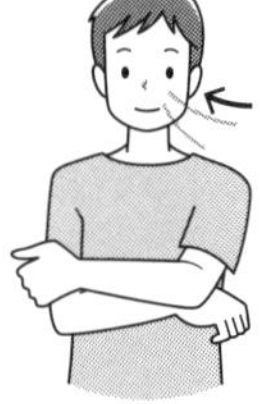

④息を吸いながら正面に戻す。
①～④を５回くり返す

B：僧帽筋中部をほぐす

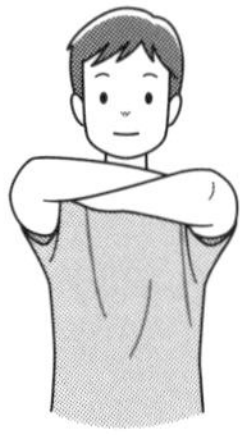

⑤次に、肩の高さで両腕を組み、①～④を５回くり返す

C：僧帽筋下部をほぐす

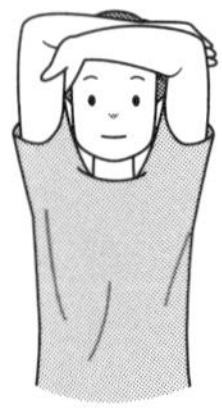

⑥額の前で両腕を組み、①～④を５回くり返す

「Accessing the healing power of the vagus nerve」
スタンリー・ローゼンバーグ著（North Atlantic Book社）を参考

第四章

こんな病気に EAT が効く！

EATで原因不明の病気がよくなる！

不定愁訴にEATが効く

検査をしても異常が見られないのに、患者さんが身体症状を訴える状態は、不定愁訴などと呼ばれ、原因不明の厄介な症状とされてきました。対症療法しか手立てがなく、根本解決に至らず、医学的に説明不能な身体症状とされていたのです。

そのおもなものは疲労感、頭痛、関節痛、めまい、動悸、腹痛、下痢などです。検査で引っかかるような器質的な病変がないため、「患者さんの気にしすぎ」や、「心の病」といった、患者さんにとっては不本意な診断を医師から受けることもしばしばでした。

ところが、医学の進歩に伴い、不定愁訴と片付けられてしまっていたさまざまな身体症状の背景には、単一の病態が存在することを想定した、機能性身体症候群（ＦＳＳ）という新しい概念が生まれました。

また、一つのFSSにほかのFSSが併存することが多いこと（たとえば、慢性疲労症候群では過敏性腸症候群や月経前症候群が併存することが多い）も、これらの症状を引き起こす背景に単一の病態があることを示唆しています。そして、この背景の単一の病態として注目されているのが脳の機能異常です。

その**脳の機能異常と関連が深い病態が「慢性上咽頭炎」で、これをEATで治療することで脳の機能異常が改善され、その結果としてFSSの症状が改善する**というわけなのです。

FSSの症状はさまざまな診療科にまたがり、実に多様であるため、あたかもEATが万能であるという論調となったことがありますが、そうではなく、EATが効果を発現するメカニズムと対象となる症状を明らかにする必要があります。「EATは何にでも効く治療」ではなく、**「EATが有効な病態があり、その病態に関連する症状に効く治療」なのです。**

たとえば、迷走神経の過剰な興奮による胃のけいれんの胃の痛みにEATは有効ですが、胃がんによる胃の痛みにEATは効きません。

脳の機能異常が全身症状を引き起こす（FSS）

（Wessely S et al. Lancet 1999 を改変）

消化器科	過敏性腸症候群、機能性ディスペプシア
婦人科	月経前症候群、慢性骨盤痛症候群
リウマチ科	線維筋痛症
循環器科	非定型または非心臓性胸痛
呼吸器科	過換気症候群
感染症科	慢性疲労症候群
神経内科	緊張型頭痛
歯科	舌痛症、顎関節症、非定型顔面痛、非定型歯痛
耳鼻咽喉科	咽喉頭異常感症
アレルギー科	化学物質過敏症
小児科	起立性調節障害

歯科・口腔《こうくう》外科領域の症状改善に期待

口腔や顔に関するFSSはいくつもあります。口内炎などの病気がないのに、舌の先端や側面が痛む「舌痛症《ぜっつうしょう》」、あごの関節が痛む「顎関節症《がくかんせつしょう》」、顔の左右どちらかに痛みや違和感がある「非定型顔面痛」、虫歯がないのに歯が痛む、「非定型歯痛」、口の中のネバネバ・ベトベト感や白いドロドロしたものが出てくる「口腔異常感症」などです。このような症状は歯科での局所的な治療ではなかなか改善しません。その一方で脳のセロトニンやノルアドレナリン濃度を高める抗うつ薬が効く症例が少なくないことも知られています。

これまで見てきたようにVNS（↓P．94）でも脳のセロトニンやノルアドレナリン濃度が高まるわけですから、メカニズムから見ると、VNS作用を持つEATも効くかもしれないという期待が膨らみます。

そこで実際の効果はというと、私の経験では**「非定型顔面痛」「舌痛」と虫歯が原因でない「非定型歯痛」のケースにはEATはかなり有効で、痛みも完全に消失することが多く、試みる価値が高い**と考えています。

一方、顎関節症は完全に痛みが消失する例は少ないですが、それでも痛みの程度は半減するのが通常です。

ところが、口の中のネバネバ・ベトベト感や白いドロドロしたものは、EATで改善する実感がなく、途中でEATの継続を諦めてしまう患者さんも多く、症状改善のためにはさらなる工夫が必要と感じています。つまりメカニズムからするとEATが効きそうなのに、実際にはあまり効果が認められない症状があることは事実です。

まだ認知度の低いEATに、患者さんがたどり着くまでの過程は人それぞれです。いくつもの医療機関の複数の診療科を受診して、その都度、抗生剤、去痰剤、抗アレルギー剤、漢方薬、精神安定剤などの薬を使ったけれども症状はいっこうに改善せず、いろいろと調べてようやく慢性上咽頭炎という概念にたどり着き、藁をもつかむ思いでEATを求めて受診する患者さんは大勢います。

そうした背景があるので、診療して強い慢性上咽頭炎があれば、EATは痛み以外の副作用がほとんどない治療ですから、すぐに効果が現れなくとも、まずは一〇回EATを続けることをすすめています。

何より、**上咽頭は吸い込んだ空気の通り道で、免疫装置として関所の役割を果たすことに加えて、脳からの老廃物を運搬するリンパ管の要所でもあり、さらには自律神経系に関**

係する神経線維が豊富にあるわけですから、上咽頭は健康の土台といえます。

それゆえ、慢性上咽頭炎があるということは健康の土台が傾いていることを意味します。つまり、ＥＡＴで傾いた健康の土台を治すことそれ自体に意義があるといえるのです。

不登校の原因はストレスと体調不良

少子化が進む日本において、学校へ行けない「不登校」の子どもの数が近年増加傾向にあり、深刻な社会問題になっています。

不登校の原因として、いじめが注目されています。

自分がいじめの当事者でなくても、友だちがいじめられているのを見たり、友だちを助けられなかった自分の無力さに傷ついたりして学校へ行けなくなる子どもも少なくないようです。

そして、その結果、教室内の緊張がいつも高い状態にあることが指摘されています。つまり、〝教室内ストレス〟が高い状態にあるわけです。

子どもは、人生経験が豊富な大人とくらべて情動脳をコントロールする大脳新皮質の力が未熟です。それゆえ、ポリヴェーガル理論から見ると、学校生活を楽しく過ごすうえで重要な働きを担う社会神経系（腹側迷走神経系《ふくそく》）が教室内ストレスのためスムーズに機能しなくなり、それに代わって交感神経系や背側迷走神経系《はいそく》が体を支配するようになり、その結果、体調不良を生じてしまうと推察できます。

そして、不登校の重要な原因としてあげられるのが、体調不良です。

私の外来を訪れた不登校の本人から、学校に行けなくなった理由を聞いてみたところ、「学校が嫌い」という子どもは少数で、大半の子どもは「学校には行きたいけれど体の調子が悪くて行けない」というのです。

つまり、私の外来に来る不登校の子どもたちは「学校に行きたい」というしっかりした思いを持っており、この子たちの不登校の原因は「学校嫌い」という精神的なものではなく「頭痛」「腹痛」「のどの違和感」「起床困難」などさまざまですが、原因は体調不良なのです。

これまでに一〇例あまりの不登校の子どもを診療しましたが、興味深いことにすべてに激しい慢性上咽頭炎が認められました。そして、**ＥＡＴを継続することによって「頭痛」「腹痛」などの体調不良が改善してほぼ全例が学校に行けるようになりました。**

まだ数の限られた経験ではありますが、不登校の子どもたちにとってＥＡＴが福音になる場合が少なくないのでは、と感じています。

不登校が解決し、成績もアップ

ところで、子どもにEATを行う場合は工夫が必要です。

「どうやってEATの痛みを軽くするか」がポイントになります。多くの場合、受診する前から「EATは痛い！」ということをすでに小児科の先生の話やネットなどを通じて学習しているので「麻酔は使えないのですか？」と保護者から質問されることがしばしばあります。

しかし、上咽頭の感覚迷走神経を刺激することがEATの作用機序ですから、麻酔を使えば効果は半減してしまうことが懸念されるため、私は麻酔薬を使用しません。

そこで、私は初回の治療は鼻からのみEATを行います。

EATで出血することが確認できれば初回はそれで成功です。

通常はまず片方の鼻から鼻綿棒でEATを行い、続いてもう片方の鼻から綿棒を入れてEATを行いますが、最初の片方で痛みが強い場合はそれで終わりにして残りの片方は行いません。

ただ、一回のＥＡＴで完全にその場で治ってしまうのは「しゃっくり」ぐらいで、患者さんが患者さんを苦しめている症状と完全に縁を切るためにはＥＡＴを粘り強く何回もくり返して行う必要があります。

たとえば、「頭痛」「頭のモヤモヤ感」などは初回のＥＡＴを念入りにしっかり行えば、ＥＡＴの直後に著明な改善をしばしば患者さんは自覚します。

しかし、その後、時間がたつにつれてだんだんと症状は悪化して、三日後ぐらいで元に戻ってしまいます。ところがＥＡＴの回数を重ねるうちに、改善している期間が長くなり最終的にはＥＡＴを卒業できるというのが一般的な経過です。

もし、初回のＥＡＴで患者さんの心が折れてしまえば、一回のＥＡＴで治療が中断してしまい、患者さんが治るチャンスがなくなってしまいます。

鼻のみのＥＡＴでも、数回くり返していると、患者さんは体調の改善を自覚するようになります。そして、治療時の痛みも弱くなって苦痛はさほどではなくなります。

個人差はありますが五回目くらいのＥＡＴで咽頭捲綿子《いんとうけんめんし》を用いた口からのＥＡＴもできるようになり、一〇回程度でほとんどの患者さんは学校に行けるようになります。

ですので、はじめてのＥＡＴで痛みのために心が折れそうになっている初診の患者さんには、「必ずよくなるから、まずは一〇回頑張ろう！」と励ますようにしています。

EATを行うと体調が改善することを実感できるため、学校に行けるようになってもEATを定期的に継続する患者さんは意外なことに少なくありません。

また、EATで記憶に関連する海馬《かいば》の機能が改善することが関わっていると思うのですが、**EATを行っていると国語、英語、社会科などの記憶が重視される教科の成績が向上して喜ばれるケースがあります。**

先日、EATで体調が改善して、めでたく不登校を乗り越え、学校に行けるようになった中学生の女の子が無事修学旅行に行きました。そして、お土産にご当地のキーホルダーを買ってきてくれました。臨床医として幸福を感じる瞬間です。

カゼもひきにくくなる

子どもも大人もEATを定期的に継続している人が皆自覚していることがもう一つあります。それは「カゼをひかなくなった」ということです。

「治療を受ける前は一年のうち半分はカゼをひいていたのに、ここ半年間一回もカゼをひいていません」「以前はカゼをひくと体調が回復するのに一週間以上かかったけど、いまは一日、二日で治ります」という話をよく聞きます。

これは、もともと慢性上咽頭炎という「慢性カゼ」にずっと罹患《りかん》していて、過労や気温の低下で慢性上咽頭炎が悪化したときに「カゼ」と自覚していたからです。

このような人は「他人からはカゼをもらうが、自分のカゼは他人にうつらない」という特徴があります。細菌感染で炎症が起きているわけではないので抗生剤も効きません。

いずれにせよ、カゼ症状はその人の生活の質を低下させてしまいますので、カゼはひかないに越したことはありません。受験生ならなおさらです。

健康維持のために定期的にEATを行うことはもちろん有効ですが、「鼻うがい」や「首の後ろを温める」などのセルフケアを習慣づけるといいでしょう。

慢性上咽頭炎がのどの痛みを引き起こす

脳には、実際にトラブルを起こしている場所とは異なる場所に痛みを勘違いして感じる関連痛というメカニズムがあります。たとえばのどの痛みがこれに当たります。

「咽頭痛の原因の九割は上咽頭の炎症」という報告(杉田麟也・「口咽科」23:23-35;2010)がありますが、上咽頭の炎症に伴う痛みは鼻の奥の上咽頭ではなく、中咽頭か

体調不良が改善したら、学校に行けた！成績もアップ

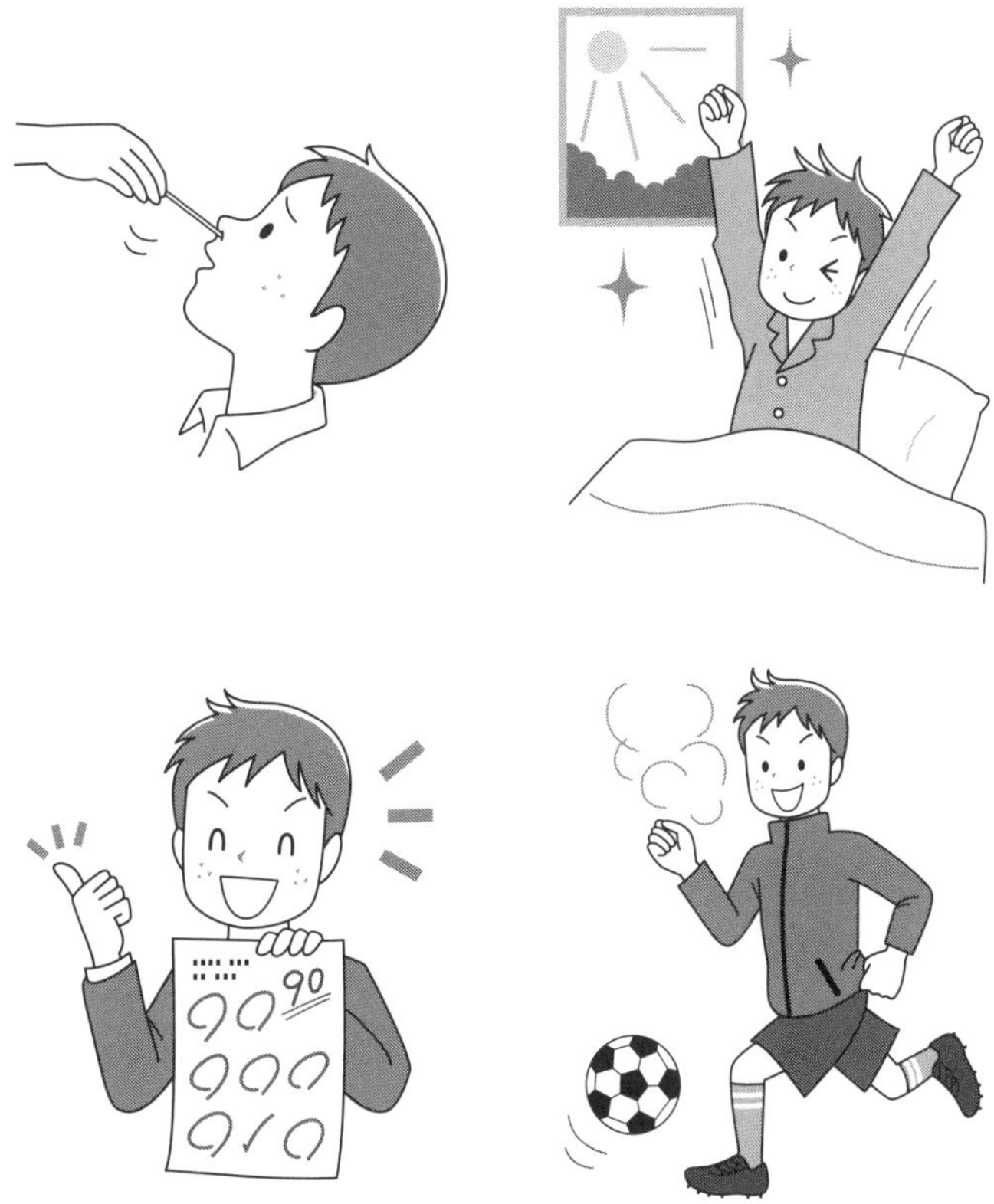

ら下咽頭にかけての「のどの痛み」として感じられることが多いのです。

これはおそらく、上咽頭に分布する舌咽《ぜついん》神経が上咽頭の刺激をのどからの刺激だと脳が勘違いしているためだと思われます。

また、上咽頭は迷走神経の感覚神経受容体が豊富に分布しており、同部位の慢性炎症による持続的刺激が迷走神経の受容体から求心性に中枢へ伝達されることになります。

炎症部位で産生された炎症性サイトカインなどの神経刺激物質により生じたシグナルが、迷走神経を介して末梢からの延髄《えんずい》の孤束核《こそくかく》へと求心性に伝達され、それに引き続き脳の自然免疫が活性化され脳の炎症につながる可能性が報告されています。

脳にはグリア細胞の一つであるミクログリアという免疫担当細胞があり、脳で炎症が生じると、ミクログリアが活性化します。今日では脳の画像検査（ＰＥＴ検査）でこのミクログリアの活性化を確認することができるようになりました。

こうした診断技術の進歩により、近年、うつや慢性疲労症候群の患者さんの脳の炎症部位の存在や脳脊髄液中の炎症性サイトカインの上昇が次々と報告されています。

たとえば、海馬の炎症とうつとの関連などが報告され、脳の軽い炎症がうつや慢性疲労症候群の本態である可能性が議論されています。

ところで、咽頭のような知覚神経線維の豊富な粘膜に、強い刺激もしくは弱くても持続的な刺激が作用すると病的な自律神経反射を起こして全身諸臓器の障害が生じる現象が自律神経過剰刺激症候群（レイリー現象）としてすでに二〇世紀前半から知られています。

つまり、慢性上咽頭炎に伴う自律神経に対する持続的刺激により、大脳辺縁系やＨＰＡ（視床下部－下垂体－副腎）系を中心とした神経内分泌系の機能障害がもたらされることは容易に推察されます。

慢性疲労症候群も上咽頭の炎症が原因

これまで私は、二〇〇〇例を超えるさまざまな症状や病気で苦しむ患者さんの上咽頭の状態を確認してきました。なかでも自律神経失調症と診断されている患者さんには、とくに高率で激しい慢性上咽頭炎が認められました。

また、**原因不明のひどい疲労が長期間続く慢性疲労症候群の患者さんでも、高率に激しい慢性上咽頭炎を認めています。**

慢性疲労症候群は、全身の倦怠感が突然はじまり、じゅうぶんな休養をとっても回復せず、原因が仕事や生活習慣と判断できない場合に診断される病気です。原因不明ですが、私はこれまで、一〇〇〇人を超える慢性疲労症候群の患者さんを診察してきましたが、これまでのところ一人の例外もなく、激しい慢性上咽頭炎を確認しています。そして、EATによって症状の改善が得られています。なお、慢性疲労症候群では頭痛に加え、咽頭痛が高頻度に認められることが臨床的特徴の一つとされています。

ところで、この慢性疲労症候群は、子宮頸がんを予防するためのヒトパピローマウイルス（HPV）ワクチンの副反応が現れた患者さんたちにおいて、頭痛と並んで九割以上に見られる中心的な症状なのです。これらの患者さんたちも、EATによって症状を軽減することができています。HPVワクチン接種と上咽頭炎との関連性については、HPVワクチンに含まれるアルミニウム塩がアジュバントとして含まれており、この免疫を活性化するアルミニウム塩が上咽頭から分泌されることにより、上咽頭の炎症が増幅されるのではないかと私は考えています（→P.40）。

さらに、HPVワクチンの副反応が現れた患者さんたちにしばしば認められる症状として、不随意運動・脱力、便秘・下痢、不眠・過眠、失声などがあげられます。

これにポージェス博士のポリヴェーガル理論（→P.101）をあてはめると、腑に落ちる点がたくさんあることに気づきました。

不随意運動、便秘、過呼吸、不眠、光過敏・羞明《しゅうめい》などは交感神経系に支配された状態、そして、脱力、下痢、無気力、集中力低下、過眠、失神、失声、ならびに解離性《かいりせい》障害は背側迷走神経系に支配された状態と見なすことができます。

さらに、HPVワクチンの副反応が現れた患者さんを診療して感じることは、たとえば不眠と過眠といった「闘争／逃走」の交感神経系亢進症状《こうしんしょうじょう》と「シャットダウン／虚脱」の背側迷走神経系亢進の症状が一人の患者さんで混在していることです。

つまり、最適な覚醒状態をもたらす社会神経系（腹側迷走神経系）が抑制されて、交感神経系支配の過覚醒と背側迷走神経系支配の低覚醒が入り組んで存在する状態（↓P．108）がHPVワクチン副反応が現れた患者さんの基本的な病態と解釈できます。

慢性上咽頭炎が自己免疫疾患を引き起こす

そのほか、私が専門としているIgA腎症《じんしょう》の患者さんでも、重度の慢性上咽頭炎が確認できます。IgA腎症は、カゼのときの血尿をきっかけにはじまる慢性糸球体腎炎《しきゅうたいじんえん》です。

また、ネフローゼ症候群（腎臓の糸球体から多量のタンパク粒子が尿中に漏れ出る病気）や関節リウマチ（関節に炎症が起こり、軟骨や骨が破壊されて関節が変形する病気）、掌《しょう》蹠膿疱症《せきのうほうしょう》（手のひらや足の裏に小さな膿疱ができる病気）、潰瘍性大腸炎《かいようせいだいちょうえん》（大腸の粘膜に糜爛《びらん》や潰瘍ができる大腸の炎症性の病気）など多くの自己免疫疾患の患者さんにも同様に、上咽頭に激しい炎症が認められます。

これらの自己免疫疾患は、カゼをきっかけに悪化する病気として知られており、ウイルスや細菌が体内に入り込むと、上咽頭のリンパ球や上皮細胞《じょうひさいぼう》から炎症物質が放出され、それが血中を巡って腎臓や腸、皮膚、関節などに達し、症状を悪化させるのです。

上咽頭は活性化したリンパ球が豊富な場所ですから、慢性上咽頭炎が病巣炎症としてさまざまなトラブルを引き起こします。

ＥＡＴで病巣炎症が消滅することで、症状の改善へと結びつくのです。

第五章

EATで
不調が治った！
症例報告

パニック障害の発作が消え、成績もアップ

M・Oさん（十七歳・高校生）

午前中の体調不良で不登校に

Oさん（女性）に体調不良がはじまったのは、中学二年生の冬のことです。突然、起床時にキリキリと差し込むような腹痛に見舞われ、毎日のように続くようになりました。小児科や胃腸科を受診しましたが、とくに異常は認められず、整腸剤や痛み止めを対症療法として処方されるばかりで一向に改善しません。

とくに午前中の体調不良がひどく、頭がフワフワしためまいで朝起きることもままなりません。遅刻が常態化し、そのうち学校を休む日も増え、不登校の状態になってしまいました。

その後、通信制の高校に進学したものの、体調不良は改善しません。

そのうち、電車や映画館などの閉鎖した人の密集した場所に入ると、パニック障害の発作が起こるようになりました。動悸がして息苦しくなり、ひどいときにはそのまま意識を失って救急車で病院に運ばれたこともありました。

母親に連れられて私の外来を受診したときは、ボーッとして表情が乏しく、目もうつろな様子でした。

激しい慢性上咽頭炎が数回で改善

EATについて一とおり説明したあと、ベッドに上向きに寝てもらい、鼻からの治療を行いました。

綿棒には血液がべっとりと付着し、激しい慢性上咽頭炎があることが明らかになりました。上咽頭の炎症が強い場合、のどからの治療は鼻からよりも負担が大きいため、あえて行いませんでした。治療後、すぐにスッキリした感覚が得られ、症状の改善が見込めそうでしたので、週に一度のペースで通院してもらうことにしました。

そして、通院継続が精神的な負担にならないよう、しばらくは鼻からのみの治療を続けることにしました。

六回目の治療のとき、彼女自ら、「先生、今日は口からの治療もお願いします」という思いがけない前向きな言葉が発せられました。五回の治療を終えたところ、毎日のように苦しんでいた朝の腹痛が軽くなり、フワフワしためまいが消失し、彼女自身、治療効果を実感したというのです。

母親の話では、それまで同じ姿勢で座っていることすら難しく、家の中でも一日中ゴロゴロと横になっていることが多かったといいますが、最近では、数時間机に向かえるようになったとのことでした。

鼻と口からの治療をはじめて一〇回目を過ぎたころ、彼女は一人で診察室に現れました。地下鉄の人混みも怖くなくなったと明るく答えてくれました。

驚いたことに、集中力がついて定期テストでも上位の成績を収めるようになり、とくに英語が得意だと話してくれました。以前のように頭にモヤがかかったようなボーッとした感じもなくなったとのことでした。

その後は、二週間に一回など、通院間隔をあけながら様子を見ているところです。台風が接近するときなど、低気圧の日に体調が一時的に崩れることはありますが、表情も明るく豊かになり、体力もついて現在大学進学を目指して勉強にも精を出しています。

ひどい疲れと不眠が改善し、一年で後鼻漏《こうびろう》も軽快

N・Aさん（二十七歳・アルバイト）

体調不良で一〇年間実家に閉じこもる

Aさん（男性）は子どものころからカゼをひきやすい体質で、年に数回は高熱を出すような子どもでした。

中学生になると後鼻漏（鼻水がのどから落ちてくる状態）が気になるようになり、頭痛も頻繁に起こるようになりました。常に鼻水を飲み込むような後鼻漏の違和感でなかなか勉強にも集中できず、成績もあまり振るいませんでした。寝つきが悪く、いつも睡眠不足で心療内科で睡眠薬を処方されていました。

それでも高校に進学し、体調不良で休むことが多かったものの、無事卒業することができました。しかし、体調不良に加えて、何をするにもすぐに疲れてしまい、集中して物事

に取り組んだり、考えたりすることが難しかったため、結局、就職も進学もできず、実家に閉じこもりがちになったといいます。

アルバイトをはじめても長続きしない生活を一〇年近く続けてきました。

全身倦怠感と頭のボーッとした感じがなくなれば何とかなるのではないかという思いから、これまで大学病院をはじめさまざまな医療機関を受診しましたが、なかなか的確な診断と治療には結びつきませんでした。

最終的に「慢性疲労症候群」との診断がつき、いろいろと薬物治療を受けたものの、症状は一向に改善しませんでした。そんな折、インターネットで「慢性上咽頭炎」を知る機会があり、自分にあてはまることが多いと感じ、藁にもすがる思いで私の外来を受診したのです。

ヒリヒリする痛みと鼻と口からの出血

診療室に入った彼の表情は乏しく、声は小さく単調で、やっとの思いでクリニックまでたどり着いたことが見て取れました。

ＥＡＴについては、すでにインターネットや書籍で十分学習してきたことでしたので、すぐに治療をはじめることにしました。

ベッドに上向きに横になってもらい、最初は鼻から、次に口から、ＥＡＴをしっかりと行いました。

予想どおり綿棒には血液がべっとりと付着し、処置後ものどと鼻から出血が見られました。これは、重度の慢性上咽頭炎の患者さんに特有の光景です。痛みも相当強かったと思いますが、Ａさんはがまん強く治療を受けていました。

五分程度で出血は止まり、落ち着きを取り戻した彼の口から出た言葉は、「先生、視界が急に明るくなりました！　目がはっきり見えます」。体の中で何か変化が生じたことを感じたようでした。

二日後、診療室を訪れたＡさんの表情は晴れ晴れとして、初診のときとは明らかに違っていました。

聞けば、倦怠感はまだ五〇％くらい残ってはいるものの、頭のモヤモヤした感じがすっかりなくなったとのことでした。

その後は週に二回の頻度でＥＡＴを行いました。二カ月後、約二〇回目の治療のころには出血がかなり減り、処置時の痛みも軽くなりました。

そして、その後は治療の頻度を少しずつ減らしていき、半年後にはＥＡＴの出血はほとんど見られなくなりました。

症状も安定してきたため、ＥＡＴは月に一度の頻度にすることにしました。

上咽頭炎の改善とともに倦怠感は軽減し、集中力も戻り、頭痛もほとんど起こらなくなったといいます。寝つきがよくなり、処方されていた睡眠薬も不要になりました。

治療開始から約一年になり、後鼻漏の症状も六割方軽くなったといいます。

疲れや倦怠感とすっかり無縁になったＡさんは、現在、昼間はアルバイトをしながら夜は資格取得のために専門学校に通い、猛勉強中です。

ときどき寒さや冷えで上咽頭炎が悪化することがありますが、そんなときは湯たんぽで首を温め、鼻うがいを欠かさないようにするとともに、鼻呼吸を心がけるようにして生活を整えているといいます。

体調管理に努め、意欲的に毎日を送っているところです。

うつからくるのどの詰まりと不眠から解放された

K・Hさん(三十八歳・無職)

ひどい気分の落ち込みで何も手に付かない

Hさんは離婚歴のある現在独身の女性で、母親と同居しています。一〇年ほど前にうつを発症し、精神科に通院中でした。

最近、二十代から気になっていたのどに何かが詰まったような感じ(咽頭閉塞感)が悪化したため、耳鼻科を何軒も受診し、CT(コンピュータ断層撮影)検査や内視鏡検査などを行いましたが、いずれの医療機関でもとくに異常は認められなかったといいます。「のどの詰まったような症状はうつが原因」と医師から告げられ、薬を飲んでも改善しないため諦めていたところ、インターネットで「慢性上咽頭炎」のことを知り、当院を受診したのです。

六種類の向精神薬が減薬できた！

初診時にHさんが持参した「お薬手帳」で、六種類もの抗うつ薬や抗不安薬が処方されていることがわかりました。

初診時は、これまでの病歴や受診の経緯などを患者さんにヒアリングします。思いがけず彼女が発した、「車がたくさん通る広い道路を見ると、ふっと飛び込みたくなる」という言葉に、内科医の私は返すべき適切な言葉が見つからず絶句したものです。

話を聞くと、咽頭閉塞感以外に耳鳴りと頭痛、不眠も訴えていましたが、耳鳴りは耳鼻科で薬をもらったが治らないので諦めているとのことでした。

原因不明の体調不良に精神的に参ってしまい、絶望感に打ちひしがれていることが明らかでした。

一〇回の治療でしつこいのどの詰まりが劇的に改善

ベッドにあお向けに寝てもらい、最初は鼻から、次は口からEATを行ったところ、綿棒には血液がべっとりと付着し、処置後も血タンが消えるまでしばらく時間がかかる、重度の慢性上咽頭炎であることがわかりました。

私は腎臓内科医ですから、「尿の色がおかしい」「尿に泡がある」「腎臓の後ろあたりの背中が苦しい」など、腎臓病を疑って受診される患者さんを多く診ることになります。しかし、このように自分が腎臓病だと思って来院される人が、実際に腎臓病であることは一割にも満たないのです。

一方、自分が「慢性上咽頭炎」だと思うので診てほしいという患者さんでは、実に九割の方で、実際に診療してみると激しい慢性上咽頭炎が存在します。

興味深いことに、こうした患者さんのほとんどは当院を受診するまでに耳鼻科を何軒も受診して「異常なし」と説明されている方がほとんどで、Hさんも例外ではありませんでした。そこで、EATを鼻と口から行ったところ、患部にヒリヒリとした痛みと出血があり、処置のあとに鼻水が大量に出たものの、痛みは我慢できないほどではなく、週一回の治療を行うことにしました。

最初の数回は、痛みと強い出血を認めるだけで、肝心の咽頭閉塞感の症状にはあまり変化がなかったといいます。それでも根気強く続けたのには、理由がありました。

それは、三回目の治療で頻繁に起こっていた頭痛がまったくなくなったことに気づき、回を重ねるうちに寝つきもよくなり、夜中に目が覚めるということもなくなって、改善の兆しが実感できたことです。これに伴い、気持ちの落ち込みが少なくなり、治療に希望を見出し、続けることができたのです。

一〇回目の治療を終えたころには、ようやく当初の目的である咽頭閉塞感の改善を自覚するようになりました。

そして、このころから受診時にHさんの笑顔が見られるようになりました。精神科の先生と相談して抗うつ薬の減薬もはじめたといいます。

二〇回目には耳鳴りも消えていました。

現在まで約四〇回のＥＡＴを続けていますが、精神科の薬は二種類にまで減らせ、週三回ですがパートの仕事もはじめました。

長年の頭痛が一回のEATで消失。疲れ知らずに

Y・Tさん（四十八歳・会社員）

頻発する頭痛と日常的なひどい疲れで消耗

ワーキングマザーのTさんは、慢性的な頭痛と肩こり・首こり、疲れを訴えてEATを希望して受診されました。

頭痛は一〇年来とのことで、鎮痛剤を常用しており、カゼもひきやすく、花粉症とカゼで一年中マスクが手放せないといいます。

また、事務職の仕事を終えて帰宅すると、倒れ込むほどのひどい疲れで家事も滞りがちだったといい、「疲れた、疲れた」が口グセになるほどだったそうです。

頭痛は二日に一回起こり、頭を締め付けられるような痛みとともに目の奥のジンジンした痛みに悩まされ、首すじもガチガチに硬く、吐きそうになるほどつらいと訴えます。私

の著書を読み、「慢性上咽頭炎」を疑い、受診しました。

初回のＥＡＴを行ったところ、ヒリヒリしたしみるような痛みが上咽頭や歯ぐきに生じたものの、我慢できないほどではなく、鼻から少量の出血が見られた程度でした。

効果は瞬時に現れました。それまで首が回らないほどこわばっていたのが、前後左右に面白いようにグルグルと回せるようになったと驚いていました。

近視と老視（老眼）に加えて疲れ目もあり、ショボショボとぼやけていた視界が明るくなり、目がパッチリと開くようになったといいます。

処置後は大量の鼻水が出ましたが、三時間程度で治まり、歯ぐきのしみるような痛みもしばらくすると治まりました。

首こりや肩こり、疲れ目はデスクワークからくる職業病と諦め、定期的にマッサージや鍼灸治療に通っていたそうですが、効果は一時的だったため、ＥＡＴの劇的な効果に驚きを隠せない様子でした。

そして、一日おきに起こっていた頭痛も起こらなくなりました。

頭痛がまったく起こらなくなった

Ｔさんはこの劇的な効果に手応えを感じ、週一回のペースで通院を続け、可能なときは一日おきに集中してＥＡＴを受けるようになりました。

二回目からは、初回の二割程度の痛みしか感じなくなったといい、回数を重ねるごとに痛みや出血は軽くなっていったといいます。

硬くこわばり、痛みのあった耳の下の胸《きょう》鎖《さ》乳突筋《にゅうとつきん》も、どんどんやわらかく変化していきました。

さらに、仕事を終えると倒れ込むように帰宅していたのがウソのように、帰宅後の食事作りや洗濯、子どもの世話なども張り切ってこなせるようになりました。

その後もＥＡＴを続け、二〇回を超えるころには体調も安定してきたため、月一回のペースで継続しています。

ときどき、仕事が忙しくなったり、生理前になったりすると頭痛の兆しを感じるといいますが、そんなときはＥＡＴを受け、習慣にしている鼻うがいを念入りに行い、首を冷やさないようにして早めに寝ることで悪化を防いでいるそうです。

長年の慢性的な不調が一掃され、体調もよく、ますます仕事に子育てに奮闘しているといいます。

つらい慢性カゼと頻発する声がれが治った

S・Nさん（三十二歳・保育士）

「慢性カゼ」からくるセキと声がれをくり返す

Nさん（女性）は保育園で年長組を担当する保育士さんです。ある日、ガラガラの声で当院を受診されました。声のトラブルなら耳鼻咽喉科の領域ですが、私の著書を読んで「慢性上咽頭炎」を疑い、ＥＡＴを希望して来院されました。

声のかすれとともにセキも認められ、「三年前からカゼをひきやすくなり、いつも他人のカゼはもらうけれど、自分のカゼはうつらない」といいます。

これは、慢性カゼの特徴で、慢性上咽頭炎があることを示しています。

熱はなく、症状は声がれとセキだけです。

無症状のカゼがずっと続いていて、冷えやストレス、疲れなどで上咽頭炎が悪化したときにカゼの症状として本人が自覚するに至ったと考えられます。

また、職業柄、大きな声を出すことが多く、何度も声帯を傷めて声がれをくり返し、その度に耳鼻咽喉科を受診して投薬治療を受けていました。

いったん声が出なくなると二週間は声を出せず、仕事にも支障が出るため、EATでなんとか根本解決したいとのことでした。

口が半開きで鼻詰まりがあるのか、明らかに口呼吸の様相を呈していたのも気になりました。

セキと声がれが一掃

ベッドに横になってもらい、鼻からEATを行ったところ、「コホンコホン」とセキ反射が誘発されました。これは、慢性上咽頭炎がある場合の特徴で、とくに慢性カゼの患者さんによく認められます。

さらに、口から行ったところ、のどから激しい出血が認められました。

涙と大量の鼻水が出ましたが、しばらくすると治まりました。

その場で首や肩のこりが軽くなったことが実感できたようでした。

なるべく大きな声を出さないようにすること、首の後ろを温めること、鼻うがいを行うことを指導しました。

週一回のペースで通院してもらい、二回目には声もすっかり元どおりになり、鼻詰まりも軽くなっていました。治療時の痛みや鼻水の量は前回の三割程度に軽減し、セキやのどの違和感も和らいでいきました。

回数を重ねるごとに痛みや出血も軽くなり、一二回の治療を終えるころにはほとんどカゼもひかなくなっていました。

その後は月一回のペースで通院していますが、声が出なくなることはなくなり、声帯を傷めることもなく元気に仕事に取り組んでおられるということです。

おわりに

「慢性上咽頭炎」の概念の確立とその治療であるＥＡＴ《イート》の研究に最も貢献した人物が堀口中作博士（一九〇八〜一九九七年）であったことは疑う余地もありません。

東京医科歯科大学耳鼻咽喉科の初代教授であった彼は、教室をあげて研究を推し進め、一時期、ＥＡＴ（Ｂスポット療法）が全国的に注目された時期があったようです。しかし、一九八〇年代以降、ＥＡＴは慢性上咽頭炎の概念とともに霧散してしまいました。

その衰退した理由を知りたくて、当時をよく知る堀口博士の門下生の先生方にお話を伺ったところ、「ＥＡＴ（Ｂスポット治療）が万病に効く」という論調が、かえって当時の医師たちの反感を招いてしまったことがあるようです。そして、なかでも「ＥＡＴが〝がん〟にも効く」という驚きの発言が当時の医師たちの信頼を急激に失うきっかけになったとのことでした。

その話を聞いて、さすがに「がんに効く」はＥＡＴに対する思い入れが強すぎた堀口博士の痛恨の勇み足だったのだろうと、私もつい最近まで思っていました。

ところが、二〇一九年に岡山大学の神谷厚範教授らのグループが自律神経とがんに関する画期的な研究を医学雑誌の「Nature Neuroscience」に報告しました。自律神経が乳がん組織内に入り込み、がんの増大や転移に強い影響を及ぼすことを発見し、自律神経を操作してがんを抑制するような新しい治療の可能性を示したのです。

ラットを用いた動物実験ではありますが、交感神経を刺激するとがんの成長が促進され、副交感神経を刺激するとがんの成長が抑制されたのです。

さて、重要なのはそのメカニズムです。人の体にはがん細胞を攻撃・排除する免疫系が備わっており、そこではTリンパ球が重要な役割を果たします。ところが、Tリンパ球には免疫チェックポイント分子という免疫反応にブレーキをかける分子があり、がん細胞は、免疫系から逃避して生き延びるために、この免疫チェックポイント分子による免疫ブレーキ機能を活用しています。

交感神経を刺激すると免疫チェックポイント分子の機能が高まり、その結果としてTリンパ球が活性化にブレーキがかかってしまうために、がん細胞を攻撃できなくなってがんがどんどん大きくなってしまいます。

それとは反対に、副交感神経を刺激すると免疫チェックポイント分子の働きが抑えられてブレーキがかかることなくTリンパ球が活性化され、がん細胞が攻撃されやすくなり、がん細胞が縮小・消滅することを世界で初めて明らかにした画期的な論文です。

ちなみに、この免疫チェックポイント分子を標的にした「がん免疫療法」は近年注目を集めており、二〇一四年に世界ではじめての免疫チェックポイント阻害薬であるオプジーボが承認されました。また、この薬は日本の医療財源が破綻しかねないといわれるほどの高額な治療費（薬価）でも有名になりました。このがん免疫療法の功績で本庶佑博士が二〇一八年にノーベル医学・生理学賞を受賞したことは記憶に新しいニュースです。

自律神経が免疫チェックポイント分子の発現に関連することが明らかになったことで、交感神経を抑制したり、副交感神経を刺激したりするなどの自律神経を操作することが新たながん治療につながる可能性が今後、出てくることになると思います。

実際、本書の中で紹介したＶＮＳなどの電気刺激技術を利用してさまざまな病気を治療するバイオエレクトロニック医療の対象疾患の候補として「がん」もあげられています（「日経サイエンス」二〇一五年六月号）。

だからといって、理屈だけで副交感神経である迷走神経を刺激する作用のあるＥＡＴが、がんにも有効であるというような短絡的なことをここでいうつもりはありません。ちなみに私は進行がんを患っている慢性上咽頭炎の患者さんをこれまで二例（一人は肺がん、もう一人は卵巣がん）治療しています。二例とも慢性上咽頭炎に関連したセキや頭痛にはEATは有効でしたが、がんに有効だったという手応えはありませんでした。

しかし、神谷厚範教授らの画期的な基礎研究が報告されたことでこれまでの私の認識を少し変えなくてはならなくなりました。つまり、堀口博士の「がんにも効いた」症例が当時、本当にあったかもしれないということです。

臨床医学の進歩はらせん階段を上ることに似ています。ある時期、脚光を浴びていたものがいったんは廃れて視界から消滅し、また何かのきっかけで浮上する。それも以前のままではなく何かしら重要な革新を伴っていて、階段の以前の位置よりもずっと高い位置に再登場するのです。

かつてEATが話題になった一九六〇年代から一九七〇年代には科学的な裏付けが不十分で、その当時の常識に照らして懐疑的だと見なされていたことが、その後の五〇年間の医学の進歩によって評価が覆ることもあるのは、ある意味当たり前なのだと思います。また、五〇年前には鼻から内視鏡を入れて上咽頭の状態を調べることはできませんでしたが、近年のテクノロジーの進歩により、現在では経鼻《けいび》内視鏡で肉眼的に詳細に上咽頭の状態を観察することができるようになりました。

うつ、慢性疲労、めまいなどの症状を「鼻の奥を綿棒でこすって治す」という話は現在においてもなお、眉唾ものの響きがあります。しかし、迷走神経刺激がさまざまな病態の改善に関連しており、電気で迷走神経を刺激するＶＮＳがうつ病の治療手段として米国ではＦＤＡから承認されて広く臨床で使用されています。綿棒で迷走神経を刺激する治療であるＥＡＴがこうした病態に効果があるのは少しも不思議なことではないのです。

そして、何よりも重要なことは、ＥＡＴでうつ、慢性疲労、めまいなどの症状が改善したという事実が五〇年以上も前から歴史の風雪に耐えて今日まで蓄積されていることだと思います。

「すべての真実は、三つの段階を経ていく。最初は馬鹿にされ、次には大反対され、最後には自明の真実として受け入れられる」といったのはドイツの哲学者ショーペンハウアーです。ＥＡＴが迷走神経を刺激して多様な病態を改善する治療法として、当たり前のように受け入れられるのはまだ遠い先だと私は思っています。そのためには、慢性上咽頭炎の医学的な研究がもっともっと進んでいく必要があります。

現段階で、慢性上咽頭炎の診療に携わる私たちにできることは、ＥＡＴで恩恵を受けることが期待できる患者さんに適切にＥＡＴを実施すること（ＥＡＴは炎症があると痛いですが、安価な治療です）と、堀口博士の時代から蓄積されてきた事実を一人でも多くの人たちに届けることだと思います。

本書はそのような思いで執筆しました。脳神経内科医でも耳鼻咽喉科医でもない門外漢である腎臓内科医が書いた本であり、論理の構築には的外れな点があるかもしれません。しかし、日常臨床の観察をもとに記載した事実がこの先も覆ることがないことには確信を持っております。

稿を終えるにあたり、堀口博士の門下生で半世紀以上にわたりＥＡＴの伝承と普及に携わって来られた谷俊治・東京学芸大学名誉教授に敬意を表します。

また、内視鏡を駆使した慢性上咽頭炎診療のパイオニアとして多くの新しい知見を見出し、常に私たちにそれらを教示してくださる田中亜矢樹先生と、これまでＥＡＴのメカニズムに関して貴重な示唆を私に与え続けてくれた当院の永野千代子医師に深謝いたします。

そして、熱心に私のメッセージを伝える手伝いをしてくださった世界文化社の三宅礼子氏に感謝いたします。

EAT が受けられる医療機関について

上咽頭擦過療法（EAT、Bスポット療法）を行っている全国の医療機関は、下記の日本病巣疾患研究会のホームページ上で公開しています。

http://jfir.jp/eat-facilities/

＊EATを受ける前に

予約の要・不要や対象となる疾患を限定している医療機関等さまざまですので、必ず事前に確認してから受診するようにしてください。

＊日本病巣疾患研究会とは

医師・歯科医師を主体に、薬剤師、鍼灸師、獣医師等からなる認定NPO法人。

対症療法にとどまらず、診療科の枠を超えて病気の根本原因を探り、「傾いた健康の土台」を是正し、それに対処する根本治療を臨床に取り入れた「木を見て森も見る医療」の実践を目指して2013年発足（理事長：堀田修）。病気予防、健康増進等の啓発活動にも取り組んでいる。

参 考 図 書

『堀口申作のＢスポット療法』（堀口申作著・新潮社刊）

『つらい不調が続いたら慢性上咽頭炎を治しなさい』（堀田修著・あさ出版刊）

『しつこい不調の原因は「慢性上咽頭炎」だった！』（堀田修著・学研プラス刊）

『道なき道の先を診る』（堀田修、相田能輝著・医薬経済社刊）

『病気が治る鼻うがい健康法』（堀田修著・KADOKAWA 刊）

『ポリヴェーガル理論を読む』（津田真人著・星和書店刊）

▶著者

堀田 修（ほった・おさむ）

堀田 修クリニック（HOC）院長・医学博士
認定NPO法人日本病巣疾患研究会理事長
日本腎臓学会評議員
IgA腎症根治治療ネットワーク代表
東北医科薬科大学医学部臨床教授

1957年愛知県生まれ。83年、防衛医科大学校卒業。88年、IgA腎症の根治治療として扁摘パルス療法を米国医学雑誌『AJKD』に発表、日本のIgA腎症治療に変革をもたらした。「木を見て森も見る医療」をモットーに、扁桃、上咽頭、歯などの病巣感染（炎症）が引き起こすさまざまな疾患の臨床と研究に力を注ぐ。

▶STAFF

カバーデザイン：河南祐介（FANTAGRAPH）
本文デザイン：平田治久（NOVO）
イラスト：湯沢知子
撮影：岡田ナツ子
編集：三宅礼子
校正：株式会社円水社

自律神経を整えたいなら上咽頭を鍛えなさい

発行日　2020年 4 月 5 日　初版第 1 刷発行
　　　　2024年11月30日　　　第11刷発行

著　者　　堀田 修
発行者　　岸 達朗
発　行　　株式会社世界文化社
　　　　　〒102-8187　東京都千代田区九段北4-2-29
電　話　　03-3262-5118（編集部）
電　話　　03-3262-5115（販売部）
印刷・製本　中央精版印刷株式会社

ISBN978-4-418-19437-7

本の内容に関するお問い合わせは、
以下の問い合わせフォームにお寄せください。
https://x.gd/ydsUz